中华医学健康科普工程

新型冠状病毒肺炎康复指导手册

名誉主编 王诗忠
主　　编 康德智
谢良地
倪　隽

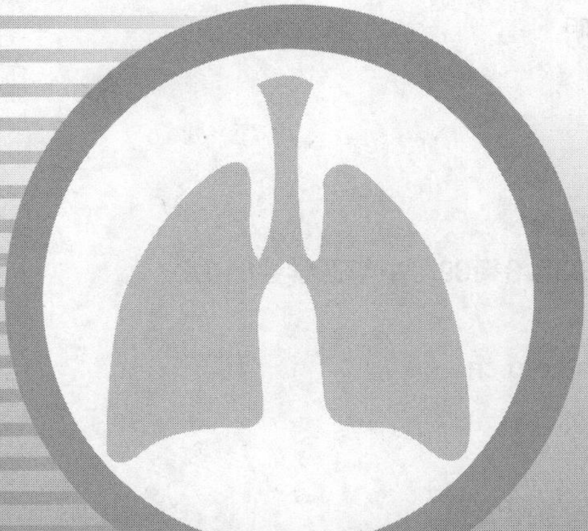

福建医科大学附属第一医院组织编写

中华医学电子音像出版社
CHINESE MEDICAL MULTIMEDIA PRESS
北　京

图书在版编目（CIP）数据

新型冠状病毒肺炎康复指导手册 / 康德智，谢良地，倪隽主编；福建医科大学附属第一医院组织编写．—北京：中华医学电子音像出版社，2021.3

ISBN 978-7-83005-319-2

Ⅰ．①新… Ⅱ．①康… ②谢… ③倪… ④福… Ⅲ．①日冕形病毒－病毒病－肺炎－康复－手册 Ⅳ．① R563.109-62

中国版本图书馆 CIP 数据核字（2021）第 041617 号

网址：www.cma-cmc.com.cn（出版物查询、网上书店）

新型冠状病毒肺炎康复指导手册
XINXING GUANZHUANG BINGDU FEIYAN KANGFU ZHIDAO SHOUCE

主　　编：康德智　谢良地　倪　隽
策划编辑：鲁　静　王　明
责任编辑：宫宇婷
校　　对：龚利霞
责任印刷：李振坤
出版发行：中华医学电子音像出版社
通信地址：北京市西城区东河沿街69号中华医学会610室
邮　　编：100052
E-mail：cma-cmc@cma.org.cn
购书热线：010-51322677
经　　销：新华书店
印　　刷：廊坊市祥丰印刷有限公司
开　　本：787mm×1092mm　1/16
印　　张：10.25
字　　数：250千字
版　　次：2021年3月第1版　2021年8月第2次印刷
定　　价：60.00元

内容简介

本书由福建医科大学附属第一医院的多位参与抗击新型冠状病毒肺炎的专家编写，介绍了新型冠状病毒肺炎患者住院期间及出院后的临床诊疗、康复评估、康复治疗方案及远程康复工作专家共识，着重阐述了福建医科大学附属第一医院康复团队自主创新的康复健肺八段操、五式太极及理气健肺导引术等训练并附视频和音频（可扫描正文相应位置的二维码观看或收听），同时也介绍了福建对口支援宜昌医疗队在临床实践中总结的“福宜”方案及抗疫工作情况。本书内容全面、翔实，可为临床医务工作者进行新型冠状病毒肺炎及其他类似呼吸系统疾病患者的康复诊疗提供参考意见。本书适合从事康复工作的医务工作者和新型冠状病毒肺炎患者及其家属阅读参考。

编委会

名誉主编 王诗忠

主　　编 康德智　谢良地　倪　隽

副 主 编 叶世岳　吕　兰　王志勇

编　　委 （以姓氏笔画为序）

王文宗　叶珊珊　丛绮瑞　朱恩忆　刘夏花

李　玉　李春雷　杨家英　吴　恩　邱　响

张丽琴　张莹莹　张楠楠　陈　云　陈云芳

陈杨葭　陈建敏　陈媛媛　陈锦南　陈新元

茅　矛　林小梅　林东杰　周月珠　洪发兰

晋刘智圣　夏　楠　徐小莉　黄承武

曹月娇　屠逸菲　韩　琼　程晓平　詹荔琼

薛欣源

学术秘书 喻鹏铭

前　言

2020年伊始，新型冠状病毒肺炎疫情在全国各地蔓延，牵动了亿万民众的心，造成了严重的社会危害。党中央和国务院高度重视，习近平总书记亲自指挥部署，多次做出重要指示，强调要把人民群众的生命安全和身体健康放在第一位，尽最大努力、采取科学周密的措施，坚决遏制疫情蔓延的态势。为认真贯彻习近平总书记关于新型冠状病毒肺炎疫情的重要讲话和重要指示精神，落实国家新型冠状病毒肺炎疫情联防联控要求，充分发挥康复医学在抗疫中的作用，广大康复领域的医务人员和科研工作者全面投入这场没有硝烟的战斗。

根据党中央的决策部署，福建省对口支援湖北省宜昌市新型冠状病毒肺炎的防治工作。福建省委和省政府高度重视，第一时间响应，落实中央关于“一省包一市”的部署，派出福建省对口支援医疗队驰援湖北省宜昌市，福建医科大学附属第一医院康复医学科亦派出医护人员一同前往湖北省宜昌市，高效率、高水平、高质量地完成了对口支援任务，为湖北省宜昌市打赢疫情防控阻击战做出了重要贡献。

福建医科大学附属第一医院康复医学科的骨干医务人员成立了《新型冠状病毒肺炎康复指导手册》编写小组，依据国家相关政策、法规，政府相关部门公开发布的指导意见、专家共识、诊疗规范及管理规范等，参考国内外新近发表的相关文献，针对新型冠状病毒肺炎的康复诊疗进行总结，编撰成书，旨在为新型冠状病毒肺炎患者的康复诊疗提供指导和参考。

本书编者在编写时都高度认真负责，但限于编写时间仓促，且随着疫情形势的变化和新型冠状病毒肺炎研究工作的深入，相关信息和知识也会进一步更新，故可能存在疏漏之处，敬请各位读者批评指正，以便再版时完善。

康德智

2020年10月

目 录

第1章

新型冠状病毒肺炎概述与诊疗方案

第1节　概　述

2019年12月以来，湖北省武汉市部分医疗机构陆续发现多例不明原因肺炎患者。2020年1月7日，中国疾病预防控制中心（Chinese Center for Disease Control and Prevention，CDC）从武汉市患者的咽拭子样本中分离出了一种新型冠状病毒。2020年1月12日，世界卫生组织（World Health Organization，WHO）最初将这种病毒命名为“2019新型冠状病毒（2019-nCoV）”。2020年1月20日，国家卫生健康委员会发布2020年1号公告，将新型冠状病毒感染的肺炎纳入《中华人民共和国传染病防治法》规定的乙类传染病，并采取甲类传染病的预防、控制措施；同时，将新型冠状病毒感染的肺炎纳入《中华人民共和国国境卫生检疫法》规定的检疫传染病管理。2020年2月11日，国际病毒分类委员会冠状病毒研究小组将此次新发现的冠状病毒正式命名为“严重急性呼吸综合征冠状病毒2（severe acute respiratory syndrome coronavirus 2，SARS-CoV-2）”，随后WHO将这种病毒感染的肺炎命名为“新型冠状病毒肺炎（coronavirus disease 2019，COVID-19）”。通过采取一系列严格的防控措施和医疗救治手段，我国疫情的上升势头得到缓解，但全球形势愈加严峻，截至2020年6月21日，全球范围内累计确诊人数已超过8 900 000人，累计死亡人数超过466 000人。随着对疾病临床表现、病理认识的深入和诊疗经验的积累，国家卫生健康委员会办公厅出台了《新型冠状病毒肺炎诊疗方案》，2020年8月19日已更新至第8版。新型冠状病毒肺炎患者因肺部感染造成呼吸功能、躯体功能及心理功能等出现障碍，需要及时进行康复介入治疗，目前国内已陆续发布了《2019新型冠状病毒肺炎呼吸康复指导意见（第一版）》《2019新型冠状病毒肺炎呼吸康复指导意见（第二版）》《基于新型冠状病毒肺炎的呼吸道感染性疾病疫情期间康复诊疗专家共识》《新型冠状病毒肺炎疫情期间康复诊疗工作综合指导意见（第二版）》《新冠肺炎出院患者康复方案（试行）》《远程医疗服务管理规范（试行）》等康复和技术指导意见，这些意见明确了康复训练对患者心身功能的帮助，进行康复指导可进一步加强对该病的早诊断、早治疗，提高治愈率，降低病死率。

第2节 诊疗方案

一、流行病学特点

（一）传染源

目前，新型冠状病毒肺炎的传染源主要是新型冠状病毒感染的患者和无症状感染者，且患者和感染者在潜伏期就有传染性，发病后5日内传染性较强。

（二）传播途径

经呼吸道飞沫和密切接触是新型冠状病毒肺炎主要的传播途径。接触病毒污染的物品也可造成传染。在相对封闭的环境中，长时间暴露于高浓度气溶胶存在经气溶胶传染的可能。由于在粪便及尿液中可分离到新型冠状病毒，应注意粪便及尿液对环境造成污染，进而导致气溶胶或接触传播。

（三）易感人群

目前，所有人群普遍易感新型冠状病毒，人们在感染痊愈后或接种新型冠状病毒疫苗后可获得一定针对该病毒的免疫力，但持续时间尚不明确。

二、病理学改变

新型冠状病毒导致的主要器官的病理学改变和新型冠状病毒的检测结果（不包括基础疾病病变）如下。

（一）肺

肺呈不同程度的实变，实变区主要表现为弥漫性肺泡损伤和渗出性肺泡炎。不同区域的肺病变复杂多样、新旧交错。肺泡腔内见浆液、纤维蛋白性渗出物及透明膜形成；渗出细胞主要为单核细胞和巨噬细胞，可见多核巨细胞。Ⅱ型肺泡上皮细胞增生，部分细胞脱落；Ⅱ型肺泡上皮细胞和巨噬细胞内偶见包涵体；肺泡隔可见充血、水肿及单核细胞和淋巴细胞浸润；少数肺泡过度充气、肺泡隔断裂或囊腔形成。肺内各级支气管黏膜部分上皮脱落，腔内可见渗出物和黏液；小支气管和细支气管易见黏液栓形成。可见肺血管炎、血栓形成（混合血栓、透明血栓）和血栓栓塞。肺组织易见灶性出血，可见出血性梗死、细菌和（或）真菌感染。对于病程较长的患者，可见肺泡腔渗出物机化（肉质变）和肺间质纤维化。电镜下，支气管黏膜上皮和Ⅱ型肺泡上皮细胞胞质内可见冠状病毒颗粒。免疫组织化学染色显示，部分支气管黏膜上皮、肺泡上皮细胞和巨噬细胞呈新型冠状病毒抗原免疫染色和核酸检测阳性。

（二）脾、肺门淋巴结和骨髓

可见脾缩小。白髓萎缩，淋巴细胞数量减少、部分细胞坏死；红髓充血、灶性出血，脾内巨噬细胞增生并可见吞噬现象；可见脾贫血性梗死。淋巴结的淋巴细胞数量减少，可见坏死。免疫组织化学染色显示，脾和淋巴结内 $CD4^+$ T细胞和 $CD8^+$ T细胞均减少。淋巴结组织可呈新型冠状病毒核酸检测阳性，巨噬细胞新型冠状病毒抗原免疫染色阳性。骨髓造血细胞可出现增多或数量减少，粒细胞、红细胞比例增高，偶见噬血现象。

（三）心脏和血管

部分心肌细胞可见变性、坏死，间质充血、水肿，少数单核细胞、淋巴细胞和（或）中性粒细胞浸润。偶见新型冠状病毒核酸检测阳性。全身主要部位小血管可见内皮细胞脱落、内膜或全层炎症，血管内混合血栓形成、血栓栓塞及相应部位梗死。主要脏器微血管可见透明血栓形成。

（四）肝和胆囊

可见肝细胞变性、灶性坏死伴中性粒细胞浸润；肝血窦充血，汇管区见淋巴细胞和单核细胞浸润，微血栓形成。胆囊高度充盈。肝和胆囊可见新型冠状病毒核酸检测阳性。

（五）肾

肾小球毛细血管充血，偶见节段性纤维素样坏死；球囊腔内见蛋白性渗出物。近端小管上皮变性，部分坏死、脱落，远端小管易见管型。肾间质充血，可见微血栓形成。肾组织偶见新型冠状病毒核酸检测阳性。

（六）其他器官

脑组织充血、水肿，部分神经元变性、缺血性改变和脱失，偶见噬元现象，可见血管周围间隙单核细胞和淋巴细胞浸润。肾上腺见灶性坏死。食管、胃和肠黏膜上皮出现不同程度变性、坏死及脱落，固有层和黏膜下单核细胞、淋巴细胞浸润。肾上腺可见皮质细胞变性、灶性出血和坏死。睾丸见不同程度的生精细胞数量减少，Sertoli细胞和Leydig细胞变性。鼻咽、胃肠黏膜、睾丸及唾液腺等可检测到新型冠状病毒。

三、临床特点

（一）临床表现

新型冠状病毒肺炎的潜伏期为1～14日，多为3～7日。新型冠状病毒肺炎以发热、干咳、乏力为主要临床表现，部分患者以嗅觉、味觉减退或丧失等为首发症状，少数患者伴有鼻塞、流涕、咽痛、结膜炎、肌痛及腹泻等症状。重症患者多在发病1周后出现呼吸困难和（或）低氧血症，危重型患者可快速进展为急性呼吸窘迫综合征、脓毒症休克、难以纠正的代谢性酸中毒和出凝血功能障碍及多器官衰竭等。极少数患者还可出现中枢神经系统受累及肢端缺血性坏死等表现。值得注意的是，重型、危重型患者在病程中可表现为中低热，甚至无明显发热。

轻型患者可表现为低热、轻微乏力、嗅觉和味觉障碍等症状，无肺炎表现。少数患者在感染后可无明显临床症状。

多数患者预后良好。少数患者病情危重，多见于老年人、有慢性基础疾病者、晚期妊娠和围产期女性、肥胖人群等。

儿童患者的症状相对较轻，部分儿童及新生儿患者的症状不典型，表现为呕吐、腹泻等消化道症状或仅表现为反应差、呼吸急促。极少数儿童患者可出现多系统炎症综合征、类似川崎病或不典型川崎病的表现、中毒性休克综合征或巨噬细胞活化综合征等，多发生于恢复期，主要表现为发热伴皮疹、非化脓性结膜炎、黏膜炎症、低血压或休克、凝血障碍及急性消化道症状等，一旦发生，病情可在短期内急剧恶化。

（二）实验室检查

1.一般检查 新型冠状病毒肺炎患者在发病早期，外周血白细胞总数正常或减少，可见淋巴细胞计数减少。多数患者C反应蛋白（C-reaction protein，CRP）和红细胞沉降率升高，降钙素原正常。部分患者可出现肝酶、乳酸脱氢酶、肌酶及肌红蛋白升高。重型、危重型患者D-二聚体升高，外周血淋巴细胞数量进行性减少，常有炎症因子升高、部分肌钙蛋白升高。

2.病原学检查及血清学检查

（1）病原学检查：采用反转录聚合酶链反应（reverse transcription-polymerase chain reaction，RT-PCR）和（或）新一代测序（next generation sequencing，NGS）

技术在鼻咽拭子、痰和其他下呼吸道分泌物、血液、粪便、尿液等标本中可检测出新型冠状病毒核酸阳性。检测下呼吸道标本（痰或气道抽取物）更加准确。核酸检测结果的准确性会受病程、标本采集、检测过程、检测试剂等因素影响，为提高检测的准确性，应规范采集标本且标本采集后尽快送检。

（2）血清学检查：新型冠状病毒呈特异性IgM抗体、IgG抗体阳性，发病1周内阳性率均较低。由于检测试剂的阳性判断值原因，或受检者体内存在干扰物质（类风湿因子、嗜异性抗体、补体及溶菌酶等），或标本原因（标本溶血、标本被细菌污染、标本贮存时间过长及标本凝固不全等），抗体检测可能会出现假阳性结果。一般不单独以血清学检查结果作为诊断依据，需要结合流行病学史、临床表现及基础疾病等情况进行综合判断。以下患者可通过抗体检测进行诊断：①临床怀疑感染新型冠状病毒且核酸检测阴性者；②病情处于恢复期且核酸检测呈阴性者。

（三）胸部影像学检查

新型冠状病毒肺炎早期，胸部影像学检查见多发小斑片影及间质改变，以肺外带明显；进而发展为双肺多发磨玻璃影、浸润影；严重者可出现肺实变，胸腔积液少见。发生多系统炎症综合征时，心功能不全患者可见心影增大和肺水肿。

四、诊断标准

（一）疑似患者

疑似患者为有流行病学史中的任何1条，且符合临床表现中的任意2条者；无明确流行病学史，但符合临床表现中的3条者。

1.流行病学史

（1）发病前14日内有病例报告社区的旅行史或居住史。

（2）发病前14日内与新型冠状病毒感染者或无症状感染者有接触史。

（3）发病前14日内曾接触过来自有病例报告社区的发热者或有呼吸道症状者。

（4）聚集性发病［2周内在小范围如家庭、办公室及学校班级等场所，出现2例及以上发热和（或）呼吸道症状的患者］。

2.临床表现

（1）具有发热和（或）呼吸道症状等新型冠状病毒肺炎相关临床表现。

（2）具有新型冠状病毒肺炎的影像学特征。

（3）发病早期白细胞总数正常或降低，淋巴细胞计数正常或减少。

（二）确诊患者

疑似患者同时具备以下病原学证据或血清学证据之一者为确诊患者。

1. 实时荧光RT-PCR检测新型冠状病毒核酸阳性。

2. 病毒基因测序发现与已知的新型冠状病毒高度同源。

3. 血清新型冠状病毒特异性IgM抗体和IgG抗体阳性。

4. 血清新型冠状病毒特异性IgG抗体由阴性转为阳性或恢复期较急性期4倍及以上升高。

五、临床分型

（一）轻型

临床症状轻微，影像学检查未见肺炎表现。

（二）普通型

有发热和呼吸道症状等表现，影像学检查可见肺炎表现。

（三）重型

1. 成人符合下列任何一条为重型患者。

（1）出现气促，呼吸频率≥30次/分。

（2）静息状态下，手指血氧饱和度≤93%。

（3）动脉血氧分压（PaO_2）/吸氧浓度（FiO_2）≤300 mmHg（1 mmHg＝0.133 kPa）。高海拔（海拔超过1000 m）地区应根据PaO_2/FiO_2×［760/大气压（mmHg）］公式对PaO_2/FiO_2进行校正。

（4）临床症状进行性加重，肺部影像学检查示24～48小时内病灶明显进展＞50%者。

2. 儿童符合下列任何一条为重型患者。

（1）持续高热超过3日。

（2）出现气促（＜2月龄，呼吸频率≥60次/分；2～12月龄，呼吸频率≥50次/分；1～5岁，呼吸频率≥40次/分；＞5岁，呼吸频率≥30次/分），除外发热和哭闹的影响。

（3）静息状态下，手指血氧饱和度≤93%。

（4）辅助呼吸（呻吟、鼻翼扇动、三凹征）、发绀、间歇性呼吸暂停。

（5）出现嗜睡、惊厥。

（6）拒食或喂养困难，有脱水征。

（四）危重型

符合以下情况之一者为危重型患者。

1.出现呼吸衰竭，且需要进行机械通气。

2.出现休克。

3.合并其他器官衰竭需要在重症监护病房（intensive care unit，ICU）治疗。

六、重型、危重型高危人群

1.年龄＞65岁的老年人。

2.有心脑血管疾病（含高血压）、慢性肺部疾病（慢性阻塞性肺疾病、中重度哮喘）、糖尿病、慢性肝病、肾病及肿瘤等基础疾病者。

3.免疫功能缺陷者（如艾滋病患者、长期使用皮质类固醇或其他免疫抑制药导致免疫功能减退者）。

4.肥胖（体重指数≥30 kg/m^2）。

5.晚期妊娠和围产期女性。

6.重度吸烟者。

七、重型、危重型临床预警指标

（一）成人

成人有以下指标变化应警惕病情恶化。

1.低氧血症或呼吸窘迫进行性加重。

2.组织氧合指标恶化或乳酸进行性升高。

3.外周血淋巴细胞计数进行性降低或外周血炎症标志物如白介素-6（IL-6）、C反应蛋白及铁蛋白等进行性上升。

4.D-二聚体等凝血功能相关指标明显升高。

5.胸部影像学检查显示肺部病变明显进展。

（二）儿童

儿童有以下指标变化应警惕病情恶化。

1.呼吸频率增快。

2.精神反应差、嗜睡。

3.乳酸进行性升高。

4.CRP、降钙素原及铁蛋白等炎症标志物明显升高。

5.影像学检查显示，双侧或多肺叶浸润、胸腔积液或短期内病变快速进展。

6.有基础疾病（先天性心脏病、支气管肺发育不良、呼吸道畸形、异常血红蛋白及重度营养不良等），免疫缺陷或低下（长期使用免疫抑制药）。

八、鉴别诊断

1.新型冠状病毒肺炎主要与流感病毒、腺病毒及呼吸道合胞病毒等导致的上呼吸道感染、病毒性肺炎及肺炎支原体感染相鉴别，尤其是对疑似病例要尽可能采取包括快速抗原检测和多重PCR核酸检测等方法，对常见呼吸道病原体进行检测。

2.新型冠状病毒肺炎还要与非感染性疾病（如血管炎、皮肌炎和机化性肺炎等）相鉴别。

3.儿童患者出现皮疹、黏膜损害时，需要与川崎病相鉴别。

九、病例的发现与报告

各级、各类医疗机构的医务人员发现符合病例定义的疑似病例后，应当立即进行单人间隔离治疗，请院内专家会诊或主诊医生会诊后仍考虑为疑似病例，在2小时内进行网络直报，并采集标本进行新型冠状病毒核酸检测，同时在确保转运安全的前提下立即将疑似病例转运至定点医院。与新型冠状病毒感染者有密切接触者，即使常见呼吸道病原学检测结果呈阳性，也建议及时进行新型冠状病毒病原学检测。

疑似病例连续2次新型冠状病毒核酸检测呈阴性（采样时间至少间隔24小时）且发病7日后新型冠状病毒特异性抗体IgM和IgG仍为阴性，可排除疑似病例诊断。

对于确诊病例，应在发现后2小时内进行网络直报。

十、治疗

（一）根据病情确定治疗场所

1.疑似病例及确诊病例应在具备有效隔离条件和防护条件的定点医院隔离治疗，疑似病例应单人间隔离治疗，确诊病例可多人收治在同一病房。

2.危重型病例应当尽早收入ICU治疗。

（二）一般治疗

1.卧床休息，加强支持治疗，保证充分的营养；注意水、电解质平衡，维持机体内环境稳定；密切监测生命体征和手指血氧饱和度等。

2.根据病情监测血常规、尿常规、CRP、生化指标（肝酶、心肌酶及肾功能等）、凝血功能、动脉血气分析、胸部影像学、呼吸道标本常规革兰染色涂片和（或）细菌培养，以及血培养或新一代测序技术（NGS）检测等。有条件者可行细胞因子、炎性介质及淋巴细胞流式细胞术等检测。

3.及时给予有效氧疗措施，包括鼻导管、面罩给氧和经鼻高流量氧疗。有条件时，可采用氢氧混合吸入气（H_2/O_2：66.6%/33.3%）治疗。

4.避免盲目或不恰当使用抗菌药物，尤其是联合使用广谱抗菌药物。

（三）抗病毒治疗

在抗病毒药物应急性临床试用过程中，相关专家相继开展了多项临床试验，虽然仍未发现经严格"随机、双盲、安慰剂对照研究"证明有效的抗病毒药物，但某些药物经临床观察，可能具有一定的治疗作用。目前，较为一致的意见为：具有潜在抗病毒作用的药物应在病程早期使用，建议重点应用于有重症高危因素及有重症倾向的患者；不推荐单独使用洛匹那韦/利托那韦和利巴韦林；不推荐使用羟氯喹或联合使用阿奇霉素。以下药物可继续试用，在临床应用中进一步评估疗效。

1.α-干扰素　成人每次500万U或相当剂量，加入灭菌注射用水2 ml，每日2次，雾化吸入，疗程不超过10日。

2.利巴韦林　建议与α-干扰素（剂量同上）或洛匹那韦/利托那韦［成人200 mg/粒（洛匹那韦）、50 mg/粒（利托那韦），每次2粒，每日2次］联合应用，成人500 mg/次，每日2～3次，静脉输注，疗程不超过10日。

3.磷酸氯喹　用于18～65岁者。体重＞50 kg者，每次500 mg，每日2次，疗程7日；体重≤50 kg者，第1、2日每次500 mg，每日2次，第3～7日每次500 mg，每日1次，疗程7日。

4.阿比多尔　成人200 mg，每日3次，疗程不超过10日。

要注意上述药物的不良反应、禁忌证及与其他药物的相互作用等问题。不建议同时应用3种以上抗病毒药物，患者出现不可耐受的不良反应时应停止使用相关药物。孕产妇的治疗应考虑妊娠周数，尽可能选择对胎儿影响较小的药物，以及考虑是否终止妊娠后再进行治疗，并知情告知。

（四）免疫治疗

1.康复者恢复期血浆 适用于病情进展较快、重型和危重型患者。用法用量参考《新冠肺炎康复者恢复期血浆临床治疗方案（试行第二版）》。

2.静脉注射COVID-19人免疫球蛋白 可应急用于病情进展较快的普通型和重型患者。推荐剂量为普通型20 ml、重型40 ml，静脉输注，根据患者病情改善情况可隔日再次输注，总次数不超过5次。

3.托珠单抗 对于双肺广泛病变者及重型患者，且实验室检查IL-6水平升高者，可试用托珠单抗。具体用法：首次剂量4～8 mg/kg，推荐剂量400 mg，0.9%氯化钠溶液稀释至100 ml，输注时间＞1小时；首次用药疗效不佳者，可在首剂应用12小时后追加应用一次（剂量同前），累计给药次数最多为2次，单次最大剂量不超过800 mg。注意过敏反应，有结核等活动性感染者禁用。

（五）糖皮质激素治疗

对于氧合指标进行性恶化、影像学检查显示进展迅速、机体炎症反应过度激活状态的患者，酌情短期内（一般建议3～5日，不超过10日）使用糖皮质激素，建议剂量相当于甲泼尼龙0.5～1.0 mg/（kg·d），应当注意较大剂量糖皮质激素由于免疫抑制作用可能会延缓对病毒的清除。

（六）重型、危重型病例的治疗

1.治疗原则 在上述治疗的基础上，积极防治并发症，治疗基础疾病，预防继发感染，及时进行器官功能支持。

2.呼吸支持

（1）鼻导管或面罩吸氧：对于PaO_2/FiO_2＜300 mmHg的重型患者，应立即给予氧疗。接受鼻导管或面罩吸氧后，短时间（1～2小时）内密切观察，若呼吸窘迫和（或）低氧血症无改善，应使用经鼻高流量氧疗（HFNC）或无创通气（NIV）。

（2）经鼻高流量氧疗或无创通气：对于PaO_2/FiO_2＜200 mmHg的患者，应给予经鼻高流量氧疗或无创通气。接受经鼻高流量氧疗或无创通气的患者在无禁忌证的情况下，建议同时实施俯卧位通气（清醒俯卧位通气），俯卧位治疗时间应＞12小时。部分患者使用经鼻高流量氧疗或无创通气治疗的失败风险高，需要密切观察患者的症状和体征。若短时间（1～2小时）治疗后病情无改善，特别是接受俯卧位治疗后低氧血症仍无改善，或呼吸频率过快、潮气量过大、吸气努力过强等，往往提示经鼻高流量氧疗或无创通气疗效不佳，应及时进行有创机械通气治疗。

（3）有创机械通气：一般情况下，若患者PaO_2/FiO_2＜150 mmHg，应考虑气管插管，实施有创机械通气治疗。鉴于重症患者低氧血症的临床表现不典型，不应单纯把PaO_2/FiO_2是否达标作为气管插管和有创机械通气的指征，而应结合患者的临床表现和器官功能情况实时进行评估。值得注意的是，延误气管插管带来的危害可能更大。早期恰当的有创机械通气治疗是危重型患者重要的治疗手段，可实施肺保护性机械通气策略。对于中重度急性呼吸窘迫综合征患者或有创机械通气FiO_2高于50%时，可采用肺复张治疗，并根据肺复张的反应性决定是否反复实施肺复张手法。需要注意的是，部分新型冠状病毒肺炎患者肺的可复张性较差，应避免过高的呼气末正压（PEEP）导致气压伤。

（4）气道管理：加强气道湿化，建议采用主动加热湿化器，有条件的医疗机构可使用环路加热导丝保证湿化效果；建议使用密闭式吸痰，必要时采用气管镜吸痰；积极进行气道廓清治疗，如振动排痰、高频胸廓振荡及体位引流等；在氧合及血流动力学稳定的情况下，患者应尽早开展被动及主动活动，促进痰液引流及肺康复。

（5）体外膜肺氧合（extracorporeal membrane oxygenation，ECMO）

1）时机：在最优的机械通气条件下（FiO_2≥80%，潮气量为6 ml/kg理想体重，PEEP≥5 cmH_2O，无禁忌证），且保护性通气和俯卧位通气效果不佳，并符合以下情况之一，应尽早考虑评估实施ECMO。①PaO_2/FiO_2＜50 mmHg超过3小时；②PaO_2/FiO_2＜80 mmHg超过6小时；③动脉血pH＜7.25，二氧化碳分压（$PaCO_2$）＞60 mmHg超过6小时，且呼吸频率＞35次/分；④呼吸频率＞35次/分，动脉血pH＜7.2，且平台压＞30 cmH_2O；⑤合并心源性休克或心搏骤停。对于符合ECMO指征且无禁忌证的危重型患者，应尽早启动ECMO治疗，延误时机将导致患者预后不良。

2）模式选择：仅需呼吸支持时，选用静脉－静脉方式ECMO（VV-ECMO），其也是最常用的模式；需要呼吸和循环同时支持则选用静脉－动脉方式ECMO（VA-ECMO）；采用VA-ECMO时出现头臂部缺氧，可采用静脉－动脉－静脉方式ECMO（VAV-ECMO）。实施ECMO后，医务人员应严格实施肺保护性肺通气策略。推荐初始设置：潮气量＜4～6 ml/kg理想体重，平台压≤25 cmH_2O，驱动压＜15 cmH_2O，PEEP 5～15 cmH_2O，呼吸频率为4～10次/分，FiO_2＜50%。对于氧合功能难以维持或吸气努力强、双肺重力依赖区实变明显或需行积极气道分泌物引流的患者，可联合俯卧位通气。儿童的心肺代偿能力较成人弱，对缺氧更加敏感，需要应用比成人更积极的氧疗和通气支持策略，指征应适当放宽，不常规推荐应用肺复张。

3.循环支持 危重型患者可合并休克，应在充分液体复苏的基础上合理使用血管活性药物，密切监测患者的血压、心率和尿量的变化，以及乳酸和碱剩余。必要时进行血流动力学监测，指导输液和血管活性药物的使用，改善组织灌注。

4.抗凝治疗 重型或危重型患者合并血栓栓塞的风险较高。对无抗凝禁忌证且同时D-二聚体明显增高者，建议预防性使用抗凝药物。发生血栓栓塞时，医务人员可按照相应指南进行抗凝治疗。

5.急性肾损伤和连续性肾脏替代治疗 危重型患者可合并急性肾损伤，应积极寻找病因，如低灌注和药物等因素。在积极纠正病因的同时，还应注意维持水、电解质平衡及酸碱平衡。连续性肾脏替代治疗（continuous renal replacement therapy，CRRT）的指征包括高钾血症、严重酸中毒、利尿药无效的肺水肿或水负荷过多。

6.血液净化治疗 血液净化系统包括血浆置换、吸附、灌流及血液/血浆滤过等，能清除炎症因子，阻断“细胞因子风暴”，从而减轻炎症反应对机体的损伤，可用于重型、危重型患者“细胞因子风暴”早中期的救治。

7.儿童多系统炎症综合征 治疗原则为多学科合作，尽早行抗感染治疗，纠正休克和出凝血功能障碍，给予脏器功能支持。有典型或不典型川崎病表现者，与川崎病经典治疗方案相似，以静脉用丙种球蛋白、糖皮质激素及口服阿司匹林等为主。

8.其他治疗措施 可考虑使用血必净，也可使用肠道微生态调节剂以维持肠道微生态平衡、预防继发细菌感染。重型、危重型患儿可酌情考虑使用丙种球蛋白。重型或危重型妊娠患者应积极终止妊娠，剖宫产为首选。若患者存在焦虑、恐惧等情绪，应当加强心理疏导，必要时辅以药物治疗。

（七）中医药治疗

新型冠状病毒肺炎属于中医学“疫病”的范畴，病因为感受“疫戾”之气，各地可根据病情、当地气候特点及患者不同体质等情况，参照下列方案进行辨证论治。若涉及超《中华人民共和国药典》剂量，应在医生的指导下使用。

1.医学观察期

（1）乏力伴胃肠不适，推荐服用藿香正气胶囊（或丸、水、口服液）。

（2）乏力伴发热，推荐服用金花清感颗粒、连花清瘟胶囊（颗粒）、疏风解毒胶囊（颗粒）。

2.临床治疗期

（1）普遍适用方——清肺排毒汤

1）适用范围：结合多地医生的临床观察，适用于轻型、普通型、重型患者，在危重型患者的救治中可结合实际情况合理使用。

2）基础方剂：麻黄9 g、炙甘草6 g、杏仁9 g、生石膏15～30 g（先煎）、桂枝9 g、泽泻9 g、猪苓9 g、白术9 g、茯苓15 g、柴胡16 g、黄芩6 g、姜半夏9 g、生姜9 g、紫菀9 g、冬花9 g、射干9 g、细辛6 g、山药12 g、枳实6 g、陈皮6 g、藿香9 g。

3）注意事项：如果患者不发热则生石膏的用量要小，发热或壮热可加大生石膏的用量。

4）服法：传统中药饮片，水煎服。每日1副，早晚各1次（饭后40分钟），温服，3副为1个疗程。如果有条件，每次服完药可加服大米汤半碗，舌干、津液亏虚者可多服至1碗。若症状好转而未痊愈则服用第2个疗程，若患者有特殊情况或其他基础疾病，第2个疗程可以根据实际情况修改处方，症状消失则停药。

5）处方来源：国家卫生健康委员会办公厅国家中医药管理局办公室发布的《关于推荐在中西医结合救治新型冠状病毒感染的肺炎中使用"清肺排毒汤"的通知》（国中医药办医政函〔2020〕22号）。

（2）各型患者的适用方

1）轻型患者

A.寒湿郁肺证

临床表现：发热，乏力，全身酸痛，咳嗽，咳痰，胸紧憋气，纳呆，恶心，呕吐，大便黏腻不爽；舌淡胖、有齿痕或舌质淡红，苔白厚腐腻或白腻；脉濡或滑。

推荐方剂：生麻黄6 g、生石膏15 g、杏仁9 g、羌活15 g、葶苈子15 g、贯众9 g、地龙15 g、徐长卿15 g、藿香15 g、佩兰9 g、苍术15 g、云苓45 g、生白术30 g、焦三仙9 g、厚朴15 g、焦槟榔9 g、煨草果9 g、生姜15 g。

服法：每日1剂，水煎600 ml，分3次（早、中、晚各1次）饭前服用。

B.湿热蕴肺证

临床表现：低热或不发热，微恶寒，乏力，头身困重，肌肉酸痛，干咳痰少，咽痛，口干不欲多饮，或伴有胸闷脘痞，无汗或汗出不畅，或见呕恶纳呆，便溏或大便黏滞不爽；舌淡红，苔白厚腻或薄黄；脉滑数或濡。

推荐方剂：槟榔10 g、草果10 g、厚朴10 g、知母10 g、黄芩10 g、柴胡10 g、赤芍10 g、连翘15 g、青蒿10 g（后下）、苍术10 g、大青叶10 g、生甘草5 g。

服法：每日1剂，水煎400 ml，分2次（早、晚各1次）服用。

2）普通型患者

A.湿毒郁肺证

临床表现：发热，咳嗽、痰少，或有黄痰，憋闷气促，腹胀，便秘；舌质暗红，舌体胖，苔黄腻或黄燥；脉滑数或弦滑。

推荐方剂：生麻黄6 g、苦杏仁15 g、生石膏30 g、生薏苡仁30 g、茅苍术10 g、广藿香15 g、青蒿12 g、虎杖20 g、马鞭草30 g、干芦根30 g、葶苈子15 g、化橘红15 g、生甘草10 g。

服法：每日1剂，水煎400 ml，分2次（早、晚各1次）服用。

B.寒湿阻肺证

临床表现：低热，身热不扬或未热，干咳，少痰，倦怠乏力，胸闷，脘痞，或呕恶，便溏；舌质淡或淡红，苔白或白腻；脉濡。

推荐方剂：苍术15 g、陈皮10 g、厚朴10 g、藿香10 g、草果6 g、生麻黄6 g、羌活10 g、生姜10 g、槟榔10 g。

服法：每日1剂，水煎400 ml，分2次（早、晚各1次）服用。

3）重型患者

A.疫毒闭肺证

临床表现：发热面红，咳嗽，痰黄黏少或痰中带血，喘憋气促，疲乏倦怠，口干苦黏，恶心不食，大便不畅，小便短赤；舌红，苔黄腻；脉滑数。

推荐方剂（化湿败毒方）：生麻黄6 g、杏仁9 g、生石膏15 g（先煎）、甘草3 g、藿香10 g（后下）、厚朴10 g、苍术15 g、草果10 g、法半夏9 g、茯苓15 g、生大黄5 g（后下）、生黄芪10 g、葶苈子10 g、赤芍10 g。

服法：每日1～2剂，水煎服，每日2～4次，每次100～200 ml，口服或鼻饲。

B.气营两燔证

临床表现：大热烦渴，喘憋气促，谵语神昏，视物错瞀，或发斑疹，或吐血、衄血，或四肢抽搐；舌绛，少苔或无苔；脉沉细数或浮大而数。

推荐方剂：生石膏30～60 g（先煎）、知母30 g、生地30～60 g、水牛角30 g（先煎）、赤芍30 g、玄参30 g、连翘15 g、丹皮15 g、黄连6 g、竹叶12 g、葶苈子15 g、生甘草6 g。

服法：每日1剂，水煎服，先煎石膏、水牛角后下诸药，每日2～4次，每次100～200 ml，口服或鼻饲。

推荐中成药：喜炎平注射液、血必净注射液、热毒宁注射液、痰热清注射液、醒脑静注射液。对于功效相近的药物，可根据个体情况选择1种，也可根据临床症状联合使用2种。中药注射剂可与中药汤剂联合使用。

4）危重型患者——内闭外脱证

临床表现：呼吸困难、动辄气喘或需要机械通气，伴神昏、烦躁、汗出、肢冷；舌质紫暗，苔厚腻或燥；脉浮大无根。

推荐方剂：人参15 g、黑顺片10 g（先煎）、山茱萸15 g，送服苏合香丸或安宫牛黄丸。出现机械通气伴腹胀、便秘或大便不畅者，可用生大黄5～10 g；出现人机不同步，在镇静药和肌松药使用的情况下，可用生大黄5～10 g和芒硝5～10 g。

推荐中成药：血必净注射液、热毒宁注射液、痰热清注射液、醒脑静注射液、参附注射液、生脉注射液、参麦注射液。对于功效相近的药物，可根据个体情况选择1种，也可根据临床症状联合使用2种。中药注射剂可与中药汤剂联合使用。

重型和危重型患者中药注射剂的使用原则和推荐用法：①使用原则，从小剂量开始，逐步辨证调整。②推荐用法：病毒感染或合并轻度细菌感染，0.9%氯化钠注射液250 ml＋喜炎平注射液100 mg（每日2次），或0.9%氯化钠注射液250 ml＋热毒宁注射液20 ml（每日1次），或0.9%氯化钠注射液250 ml＋痰热清注射液40 ml（每日2次）。高热伴意识障碍，0.9%氯化钠注射液250 ml＋醒脑静注射液20 ml（每日2次）。全身炎症反应综合征和（或）多器官衰竭，0.9%氯化钠注射液250 ml＋血必净注射液100 ml（每日2次）。免疫抑制，葡萄糖注射液250 ml＋参麦注射液100 ml/生脉注射液20～60 ml（每日2次）。

3.恢复期

（1）肺脾气虚证

1）临床表现：气短，倦怠乏力，纳差呕恶，痞满，大便无力，便溏不爽；舌淡胖，苔白腻；脉弱。

2）推荐方剂：法半夏9 g、陈皮10 g、党参15 g、炙黄芪30 g、炒白术10 g、茯苓15 g、藿香10 g、砂仁6 g（后下）、甘草6 g。

3）服法：每日1剂，水煎400 ml，分2次（早、晚各1次）服用。

（2）气阴两虚证

1）临床表现：乏力，气短，口干，口渴，心悸，汗多，纳差，低热或不热，干咳少痰；舌干少津；脉细或虚无力。

2）推荐方剂：南/北沙参各10 g、麦冬15 g、西洋参6 g、五味子6 g、生石膏15 g、淡竹叶10 g、桑叶10 g、芦根15 g、丹参15 g、生甘草6 g。

3）服法：每日1剂，水煎400 ml，分2次（早、晚各1次）服用。

（八）早期康复

重视患者的早期康复，针对新型冠状病毒肺炎患者的呼吸功能、躯体功能及心理功能等出现的障碍，积极开展康复训练和干预，尽最大可能恢复患者的体能、体质和免疫力。

十一、护理

根据新型冠状病毒肺炎患者的病情，明确护理重点并做好基础护理。对于重型患者，密切观察其生命体征和意识状态，重点监测血氧饱和度。对于危重型患者，24小时持续进行心电监测，每小时测量心率、呼吸频率、血压、血氧饱和度（SpO_2），每4小时测量并记录体温。合理、正确使用静脉通路并保持各类管路通畅，妥善固定。卧床患者定时变更体位，预防压力性损伤。按护理规范做好无创机械通气、有创机械通气、人工气道、俯卧位通气、镇静镇痛、体外膜肺氧合诊疗的护理。特别注意患者的口腔护理和液体出入量管理，有创机械通气患者防止误吸。对于清醒患者，应及时评估其心理状况，做好心理护理。

十二、出院标准和出院后的注意事项

（一）出院标准

1. 体温恢复正常3日以上。
2. 呼吸道症状明显好转。
3. 肺部影像学显示急性渗出性病变明显改善。
4. 连续2次痰、鼻咽拭子等呼吸道标本核酸检测阴性（采样时间至少间隔24小时）。

满足以上条件者可出院。对于满足上述第1、2、3条标准者，核酸检测仍持续阳性超过4周，建议通过抗体检测、病毒培养分离等方法对其是否具有传染性进行综合评估后判断是否可以出院。

（二）出院后的注意事项

1. 定点医院要做好与患者居住地基层医疗机构间的联系，共享资料，及时将出院患者的信息推送至患者辖区或居住地居委会和基层医疗卫生机构。
2. 患者出院后，建议应继续进行14日的隔离管理和健康状况监测，佩戴口罩，有条件者居住在通风良好的单人房间，减少与家人的近距离密切接触，分餐饮食，做好手卫生，避免外出活动。
3. 建议患者在出院后第2周和第4周到医院随访、复诊。

十三、转运原则

按照国家卫生健康委员会印发的《新型冠状病毒感染的肺炎病例转运工作方案（试行）》执行。

十四、医疗机构内感染预防与控制

严格按照国家卫生健康委员会印发的《医疗机构内新型冠状病毒感染预防与控制技术指南（第一版）》《新型冠状病毒感染的肺炎防控中常见医用防护用品使用范围指引（试行）》的要求执行。

第2章

新型冠状病毒肺炎康复工作介绍——以福建医科大学附属第一医院为例

第1节　抗疫工作情况

根据党中央的决策部署，福建省对口支援湖北省宜昌市新型冠状病毒肺炎的防治工作。福建省委和省政府高度重视，第一时间响应，落实党中央关于“一省包一市”的部署，派出福建省对口支援医疗队驰援湖北省宜昌市。

一、对口支援基本情况

福建医科大学附属第一医院（简称“福医”）先后派出274人（首批158人、第2批107人、第3批9人），分别于2020年2月11日、2020年2月18日、2020年2月23日到达湖北省宜昌市，于2020年3月23日结束对口支援医疗救治工作。截至2020年3月22日，宜昌市累计报告确诊病例931例（收治率为100%）、治愈出院892例[治愈率为95.81%，高于湖北省确诊患者的治愈率（88.32%）]、病死36例[病死率为3.87%，低于湖北省确诊患者的病死率（4.65%）]。对口支援医疗队（以下简称“医疗队”）到达宜昌市后，宜昌市新型冠状病毒肺炎患者的治愈率从不到10.00%提升至95.81%，重症和危重症率从15.18%下降至0.21%。医疗队和宜昌市的医务人员经过1个多月的艰苦奋战，为宜昌市的疫情控制做出了重大贡献。

二、主要经验和做法

（一）科学部署，将“战斗力”最大化

1.根据战“疫”需求，福建医科大学附属第一医院迅速建起医疗队管理架构，成立领导小组统一管理，下设医疗管理组、护理管理组、院感管理组、后勤保障组、宣传报道组，实行组长负责制，做到有组织、有计划、有制度、有纪律、有效率。

2.实行专科分组制，以呼吸与危重症及重症医学科的专家作为专业引领，以多学科团队作为技术支撑，以医护紧密合作为基础，以专业小分队为保障，科学

组织救治团队；在医疗管理组下设置临床诊疗组、会诊专家组、中医诊疗组、康复诊疗组、临床药学与营养治疗组、心理诊疗组，使其各司其职。

3.成立以呼吸与危重症、重症医学科为主的多学科团队，参与宜昌市危重症患者的会诊和死亡病例的讨论；同时，对市、区、县定点救治医院开展专家巡诊和远程会诊，充分发挥有限的专家资源，既解决了临床诊疗问题，又推进了诊疗规范和模式的统一。医疗队的组成兼顾了学科、人员熟悉度、医生职级及病情轻重度等情况。医疗队实行医护联合查房、护理多学科查房、多学科会诊、每日病例讨论及专科业务学习等精细化管理举措，确保医疗质量与安全，使“战斗力”最大化发挥。

（二）综合施策，实现医疗救治全市覆盖

1.医疗队迅速与宜昌市第三人民医院对接，在最短的时间内明确“主管重症病区、共管普通病区，参与宜昌市内的新型冠状病毒肺炎患者专家会诊”的支援模式，推行“先并轨、后接管”的模式，确保宜昌市第三人民医院重症患者治疗的安全过渡。

2.突出重点，把主要力量集中在宜昌市第三人民医院，同时派出专家组参加市内重症患者的会诊，派出小分队支援宜昌市中心人民医院，并在市、区、县级定点医院开展专家巡诊，实现医疗救治全市覆盖。截至2020年3月22日，医疗队驻点宜昌市第三人民医院收治患者440例（确诊新型冠状病毒肺炎345例），治愈出院408例（确诊330例），确诊患者的治愈率为95.65%，病死率为3.77%。

（三）多措并举，提高救治水平

1.科学制定救治策略 医疗队制定以“轻重并举、防轻变重、促重变轻、促轻康复”的救治策略，将患者分层管理与医生分组救治相结合。同时，医疗队实施严密监测、表单管理、早期干预、中西（医）结合、多科协作、医护协同、多方合力、全程康复、药学把关、营养支持、心理干预、人文关怀、创新护理、精准施治的救治模式，对新型冠状病毒肺炎患者实行24小时监护，做到“一人一方”的个体化救治，提高危重型患者的救治成功率。医疗队在宜昌市第三人民医院累计治疗500余例次，累计临床药师审核处方785例次，累计心理干预患者及医务人员622例次。

2.积极提高急救能力 基于危重型患者要早发现、早处理的抢救要点，医疗队在宜昌市第三人民医院新型冠状病毒肺炎患者重症病区成立了多个救治小分队，如气管插管、纤维支气管镜治疗、持续性血液净化操作、深静脉置管、呼吸和呼吸机管理、血浆置换、有创血压监测及体外膜肺氧合等小分队。各小分队熟

练运用各类技术、各种设备，主动作为，确保危重型患者的救治及时有效。

3.多方协作汇聚力量 医疗队连通了国家卫生健康委员会专家网、福建省新型冠状病毒肺炎远程指导中心及宜昌市13个市、区、县的定点收治医院，实现网络全覆盖，使福建省、湖北省等地的专家资源得以共享，并先后与相关专家远程连线13次、讨论病例20余例次，有效提高了综合救治水平。医疗队以经验交流会、死亡病例讨论会及重症病例讨论会等为平台，加强自己与宜昌市本地专家的经验交流和技术协作，围绕“提高治愈率、降低病死率”的目标，最大限度地发挥了专家资源的作用。

4.中西医优势互补 医疗队全面推行中西医结合诊疗，充分发挥中医在治疗新型冠状病毒肺炎患者中的协同作用，专门成立中医治疗组、中西医结合专家组，并设立中医主管病区，建立中医专家全面参加会诊及病例讨论制度，每日派出中医专家到集中观察安置点开展巡诊，实现中医诊疗全覆盖；编写治疗新型冠状病毒肺炎的中医药治疗方案，指导和规范中医临床治疗活动。

5.提升护理质量和内涵 医疗队推行护理队伍小组负责制，合理配置人力资源，最大限度发挥专科护理优势，将预见性护理理念贯穿于护理的全过程，做到早评估、早发现、早干预，控制风险，保障安全；以特殊疾病护理需求为目标，制定护理工作制度及流程30项，开展多学科联合护理查房，强化康复护理，推广中医特色护理，制定营养干预措施，提升护理内涵，实现精准施护；以患者为中心，开展温情护理服务，使出院患者的满意率达99.5%；采用线上、线下相结合方式，延伸护理服务，利用短信、微信等现代电子通信手段，建立随访群，就生活起居、饮食、运动及康复等方面对患者进行指导，将护理服务从院内延伸至院外，使健康教育和康复训练进定点隔离区、进家庭。

6.加配设备以保障重症救治 在医疗队前方指挥部的筹资支持下，医疗队急需补充的救治设备快速配置到位，为重型患者的救治提供了重要保障。这些设备包括无创呼吸机6台、心电监护仪20台、心电除颤仪4台、心电图机8台、彩超机1台、全自动核酸提取仪1台、实时荧光定量PCR仪1台、移动式动态紫外线消毒机40台、移动式动态等离子消毒机10台、持续性血液净化装置2台、智能心肺复苏机1台、呼吸湿化治疗仪7台、全自动生化分析仪1台、空气波压力治疗仪20台、便携式电子支气管镜4台、床单位臭氧消毒机11台、咳痰机2台、肺功能仪2台、人工肝治疗仪1台，极大满足了临床救治的需要。

（四）创新诊疗，推动规范化、同质化救治

1.首创“康复治疗与训练系列操” 为了让新型冠状病毒肺炎患者进行早期和全程康复治疗、加速康复、提高生活质量、改善预后，医疗队将本体感觉神经肌

肉易化技术、肺康复技术和八段锦这3种经典技术结合在一起，创作了全国首套新型冠状病毒肺炎患者“康复治疗与训练系列操”，还编写了《新型冠状病毒肺炎呼吸康复及心理调适手册》，共同指导患者康复。

2.首推“福建医科大学附属第一医院一体化远程康复模式” 医疗队提出并建立“福建医科大学附属第一医院一体化远程康复模式”，即建立福建医科大学附属第一医院康复医学中心远程康复指导系统，通过远程视频的方式，福建省的康复治疗专家直接指导宜昌市在院或居家新型冠状病毒肺炎患者的康复治疗，并培训临床医生和护士掌握相关康复技术，充分放大康复医疗资源，惠及更多的患者。医疗队还协助宜昌市第三人民医院开设了康复门诊，连同“福建医科大学附属第一医院一体化远程康复模式”的实施，开启新型冠状病毒肺炎患者出院后线上、线下联合的康复治疗和随访工作，成为宜昌市治疗新型冠状病毒肺炎的新亮点。

3.首编“福宜”方案 尽管有了不断更新的新型冠状病毒肺炎国家诊疗方案，且制定了诊疗原则，但在临床工作中，新型冠状病毒肺炎患者病情的复杂性、多样性和医务人员对该病及其治疗认识的差异性，使得临床诊疗欠规范、统一，急需有一个在国家诊疗方案和诊疗原则基础上，以问题为导向，更贴近临床、更细化且可操作的诊疗方案，以进一步推动同质化、规范化诊疗，这是提高治愈率、降低病死率的重要措施。鉴于此，医疗队编写了《新冠肺炎诊疗“福宜”方案》《新冠肺炎诊疗“福宜”方案救治精要》《新型冠状病毒肺炎呼吸康复及心理调适手册》。“福宜”方案由医疗、护理、临床药学与营养、康复与心理4个部分组成，有针对性地对新型冠状病毒肺炎患者的救治提出规范的指导。《新冠肺炎诊疗“福宜”方案救治精要》更是凝聚了医疗队在管理、西医、中医、中西医结合、护理方面的救治经验，为医务人员提供最直接的实战指导，在宜昌市各定点救治医院得到了广泛推广。

4.以科研创新助力抗疫 医疗队积极开展临床研究，正在编写《抗击新型冠状病毒肺炎医护人员心理状态及影响因素分析的调查研究》《突发公共卫生事件跨域支援的护理管理策略》《抗疫一线支援护士工作压力体验与应对的质性研究》《康复健肺八段操在新型冠状病毒肺炎疫情中的患者与一线护士中的应用研究及效果评价》《新型冠状病毒肺炎患者心理状态的质性研究》共5个项目，有效助力抗疫。

（五）党建引领，以暖心服务振奋医患信心

1.福建医科大学第一附属医院组建医疗队临时党委，充分发挥其“把方向、管大局、保落实”的领导作用，把党建工作与对口支援医疗救治工作有机结合、齐头并进；建立每名党委委员、支部委员和指挥部成员挂钩联系4～7名一线医

务工作者或专家人才制度，既及时传达了中央和省委、省政府的重大决策部署精神，又主动了解了医务人员工作、生活中的困难，听取意见建议，从医疗队74名递交入党申请书的同志中发展了3批共15名成为预备党员，同时培养入党积极分子29名；组织开展党支部与当地党组织“结对子”活动，促进医疗队与宜昌市对应单位密切互动、强化协作。

2.在疫情防控形势持续向好时，医疗队临时党委及时组建9支党员先锋队，主动承担起医疗、护理及疾病预防控制等方面的攻坚任务，开展创先争优，评出突出个人67名。

3.医疗队积极与各新闻媒体互动联系，其中先进人物、典型事例和工作开展情况先后被新闻联播、人民日报、新华每日电讯、福建日报、湖北日报、新华网、人民网及中新网等报道550余篇（条），树立了福建省对口支援湖北省宜昌市工作的整体良好形象，极大地鼓舞了士气。

4.医疗队开展“福粥送暖”“零食加油站”“纸鹤传情”“送蛋糕”“灵魂画手”“练康复操”“送福袋”“许愿墙”等暖心服务行动，大大提高了患者治疗的信心和配合度，提高了治疗效果。

5.注重人文关怀。医疗队为队员提供特色化生活服务，策划开展三八妇女节等主题活动，为每位过生日的队员送上生日蛋糕、长寿面及生日祝福，提供日常用品采购及快递代领、邮寄等服务。医疗队通过多种途径和方式，对队员做到“专业获尊重、后勤有保障、健康受关爱、心理得慰藉”，同时让队员充满正能量、士气激昂。

（六）协作联动，强化后勤保障

医疗队与宜昌市服务保障组建立协作联动机制，制定应急防控物资接收和管理有关措施，明确接收医疗救治和防护物资捐赠的具体细则，对调拨捐赠款物的接收、登记、分配、使用、保管和监督等做详细规定，确保账目清晰、账实一致，做到科学调配、规范管理、合理利用，提供全时段的通勤保障，提升队员的归属感和安全感。

（七）科学防控，坚守“零感染”的底线

1.医疗队坚持确保医务人员“零感染”的底线，对全体队员进行穿脱防护用品的现场演示和实操培训，对指挥部全体成员、宜昌市后勤保障车辆通勤人员及酒店服务人员及宜昌市第三人民医院消毒供应中心人员进行个人防护、环境消毒及感染风险管控等专题培训，合计培训344人次；在驻地设立医护人员专用通道及电梯，每日做好酒店及其周围环境的消杀等工作。

2.医疗队建立感染风险管控监督和日巡查工作制度，多层把关，规范宜昌市第三人民医院“三区两通道”设置，对病区空间布局、穿脱防护用品设施配置及医疗废物运送流程等进行优化改进；围绕工作全过程、全流程，在个人防护、消杀、防火用电及通勤安全等方面不断制定和修订完善相关措施规定，细化到每个部门、每个人员、每个环节、每个细节，确保各项措施覆盖无死角、无遗漏，对于出现的细节问题及时现场指导解决。

（八）主动作为，助力复工复产

根据形势发展的需要和宜昌市委、市政府的工作部署，医疗队主动作为，依托福建医科大学附属第一医院和福建医科大学编写《新冠肺炎疫情防控期复工复产单位防控、个人防护与健康100问》，为宜昌市提供复工复产后防控和防护相关方案与措施，对疾病知识、科学防护、心理营养支持、返岗复工注意事项及单位防控措施等内容进行解答，确保防疫复工两不误。

（九）源头防控，完成疾病预防控制的任务

医疗队全力追溯和切断传染源，优质、高效地开展检测工作，指导重点场所的排查，防控隐患。截至2020年3月14日，医疗队累计对47个公共场所开展消毒指导，指导人员149人次，采集584份标本进行消毒效果评估；对29家医疗卫生机构、19家养老院/福利院、16家复工企业、2个单位、6个集中隔离观察点、1家戒毒所、4家看守所、3个商场、25个社区和6个村的防控措施落实情况开展督导检查，培训人员373人次；参与检测核酸标本11 705份；重新梳理流行病学调查报告970份次，发现新增密切接触者694人，培训市、区、县防控人员616人次。

三、体会与思考

（一）党和政府是医疗队完成支援任务的坚强后盾

福建省委、省政府高度重视医疗队前方战疫工作的进展，及时给予悉心指导，增派人力，配足、配齐医疗和生活物资，多次对福建省对口支援湖北省宜昌市的防治工作做出批示，从履行责任使命、思路方法、手段措施及加强安全防护等多方面予以全面指导，为科学、精准开展对口支援工作指明方向，激发了队员们的昂扬斗志和必胜信心。

（二）党建引领是医疗队完成支援任务的力量源泉

党建引领锻造了医疗队的优良作风和战斗精神。医疗队的人员构成具有来源范围广、岗位专业差异大及层级结构较复杂等特点。前方指挥部坚持党建引领，落实政治纪律、组织纪律、作风纪律，充分发挥党组织的战斗堡垒和党员先锋模范作用，坚持以制度管人管事、寓厚爱于严格管理之中，强化人员管理，细化工作规程，严格办事流程，在战疫中培养了全体队员不畏风险、勇挑重担、持续攻坚的战斗精神，打造了一支纪律严明、作风优良、团结协作、保障有力的队伍，齐心协力为宜昌市打赢疫情防控阻击战贡献了力量。

（三）多方合力是医疗队完成支援任务的重要支撑

福建省设立了医疗队前方指挥部，保持了与宜昌市委、市政府和宜昌市疫情防控指挥部的密切联系，同宜昌市第三人民医院、宜昌市中心人民医院、各市（区、县）定点救治医院及疾病预防控制中心加强互动配合，有效调动前后方各界资源，形成强大的合力和多重保障，为抗疫工作提供重要支撑。

（四）精准施策是医疗队完成支援任务的根本保障

医疗队创新性提出“战斗力”最大化管理理念，科学构建了与宜昌市防治新型冠状病毒肺炎工作相适应的管理架构、规章制度、运行机制和救治团队。医疗队在快速深入一线调研的基础上，与时俱进提出合适的支援模式和救治策略，并创新地提出了科学的救治模式和原则，有效发挥了管理和技术优势，实现了“战斗力”最大化，为完成对口支援任务提供了根本保障。

（五）技术创新是医疗队完成支援任务的核心要素

医疗队编写了《新冠肺炎诊疗“福宜”方案》《新冠肺炎诊疗“福宜”方案救治精要》《新型冠状病毒肺炎呼吸康复及心理调适手册》《新型冠状病毒肺炎远程康复工作指导意见》，创作了全国首套新型冠状病毒肺炎患者“康复治疗与训练系列操”，并创立“福建医科大学附属第一医院一体化远程康复模式”。其中，《新型冠状病毒肺炎远程康复工作指导意见》通过中国康复医学会在全国权威发布。这些创新举措有力推动了宜昌市新型冠状病毒肺炎救治的同质化、规范化诊疗，快速提高了整体救治水平和效果，在宜昌市各定点救治医院广泛推广。

第2节 “康复战新冠”系列工作

自新型冠状病毒肺炎疫情发生以来，福建医科大学附属第一医院康复医学科全体人员积极响应，迅速集结，写下请战书，随时等候召唤，穿上“战袍”，与病毒作战！在这场没有硝烟的战场上，康复医学科的所有成员齐心协力，及时学习并更新防治新型冠状病毒肺炎的相关知识，积极参加医院组织的各类培训，各成员或支援湖北省宜昌市，或支援本院发热门诊、病房，或坚守本科室门诊、病房，或在后方提供康复资料支援前线的康复锻炼指导工作，或制作康复健肺八段操、新型冠状病毒肺炎患者自我心肺康复训练视频等康复科普材料，或开展远程康复指导，或撰写《新型冠状病毒肺炎远程康复工作指导意见》，始终团结一致，众志成城，为抗疫贡献着自己的一分力量。

2020年1月23日，在收到支援发热门诊和病房的紧急通知后，康复医学科的医务人员第一时间闻令而动，全力投入疫情防控工作中，最终选派7名医生、1名护士支援发热门诊和病房，在医院行政部门的统一协调下，科室不断组织医务人员学习最新版的诊疗规范，同时完善工作流程和制度，默契配合，大大加快了处置速度，缩短了患者的等待时间，尽最大可能做好抗疫工作。

康复医学科的医务人员在发热门诊和病房的主要工作：轮值发热门诊和病房；开导和劝慰患者焦虑、不安等情绪，细心诊治患者，同时做好患者的心理康复；培训发热门诊和病房的医务人员做康复健肺八段操，并在发热病房规范指导患者练习康复健肺八段操。因为感染性疾病的特殊情况，康复医学科的护士除了临床的护理工作外，同时还要做好患者的生活护理，同时兼顾发热门诊和病房。

2020年2月10日，福建医科大学附属第一医院接到上级的紧急通知，由院长亲自带领医疗队驰援湖北省宜昌市，康复医学科的医务人员第一时间积极响应，经过医院遴选，最终2名医生、2名护士成功加入医疗队。抵达湖北省宜昌市后，在医疗队的统筹安排下，康复医学科的医务人员顺利完成了新型冠状病毒肺炎相关的康复工作，总结：①深入隔离病区开展康复工作。康复医学科的医务人员每日都进入隔离病区查房，对患者进行康复评估及指导；出病房后积极参与多学科讨论，结合最新的《2019新型冠状病毒肺炎呼吸康复指导意见》，不断更新重型及危重型患者的康复评估、介入时机、治疗方案及流程等工作。采取的康复措施主要包括早期活动、体位管理、呼吸训练及气道廓清等。开展的气道廓清技术包括振荡呼气正压（OPEP）、CoughAssist E70排痰机辅助咳痰等。康复医学科累计康复治疗338例次。②首创特色的康复健肺八段操。针对新型冠状病毒肺炎患者，康复医学科的医务人员首创具有自主知识产权的“康复治疗与训练系列操”，并将其用于新型冠状病毒肺炎患者，取得了良好的效果，同时向其他医院推广。③康复医学科的医务人员率先在出院患者中进行新型冠状病毒肺炎患者肺功能的评估。④开展个体化、全面综合的重症康复治疗。康复医学科的医务人员每日与重症组交接班，进入隔离病区掌握患者的病情变化，重点评估患者的呼吸功能和主观体验，制订并实施个性化康复治疗方案；积极采纳其他学科的意见，参与疑难病例讨论和每日小组讨论，及时调整康复治疗方案，总结治疗经验。⑤深入隔离病区开展心理康复。康复医学科的医务人员积极参与病例讨论并制定新型冠状病毒肺炎重型患者的康复评估及治疗流程。为鼓励患者树立信心，战胜疾病，康复医学科的医务人员与心理诊疗组一起组建呼吸康复心理调适群，并参与编制《新型冠状病毒肺炎呼吸康复心理调适手册》。⑥协助宜昌市中心人民医院恢复病区秩序，实施康复治疗，现场指导有行动能力的患者进行康复训练，累计康复治疗22例次。⑦开展远程康复。临床已治愈的出院患者部分还存在呼吸功能、躯体功能、心理功能、日常生活活动能力及社会参与能力障碍，为帮助其最大程度地恢复，康复医学科的医务人员积极协助当地医院开设康复门诊，对接福建医科大学附属第一医院的远程康复平台，继续对出院患者进行远程随访及康复指导。

此外，坚守在本院康复医学科的医务人员也积极、努力地做好本院住院及门诊患者的康复诊治工作，保证临床工作有序进行。

在院长的指导下和科室主任的统筹安排下，康复医学科迅速集结成立“康复战新冠”栏目制作小组，特别开通“康复战新冠”栏目，陆续推送“福医康复，宜建钟情——新型冠状病毒肺炎康复训练操”系列视频，帮助普通人群、隔离人群、新型冠状病毒肺炎疑似患者和轻型患者、一线抗疫工作者、住院患者强身健体、抗击疫情。康复医学科根据《2019新型冠状病毒肺炎呼吸康复指导意见》及一些关于心肺康复的指南和研究，整理了一些自我心肺康复建议，指导患者训练，帮助患者改善肺功能和恢复体力，提高日常生活活动能力，改善生活质量。

受新型冠状病毒肺炎影响，一线抗疫的医务人员、警察等由于长时间超负荷工作或保持一个动作，肩颈部位非常容易产生酸痛感，且长时间疲劳容易导致免疫力下降，从而体质变差、容易生病。为此，康复医学科精心设计了一系列自我缓解肩颈酸痛的训练视频让上述人员能在家中自我缓解身体酸痛，从而更好地抗击疫情。同时，康复医学科推出了简便易学的五式太极促进肺康复。

2020年3月5日，福建医科大学附属第一医院的院长带领医疗队队员，与院内康复医学科开展了“福建医科大学附属第一医院一体化远程康复模式”的首次连线，对新型冠状病毒肺炎患者和医务人员进行远程康复指导，并现场教学康复健肺八段操。同时，康复医学科利用互联网技术建立微信群，给予轻型患者远程康复评估及指导。对于仍在院治疗的新型冠状病毒肺炎患者，康复医学科进行远程院内会诊评估与康复指导；对于出院后的患者，则进行远程康复医疗指导和随访。这种临床康复一体化的新型冠状病毒肺炎远程康复诊疗模式是继此前首推新型冠状病毒肺炎“康复治疗与训练操”之后的又一新举措。

“福建医科大学附属第一医院一体化远程康复模式”为广大新型冠状病毒肺炎患者提供免费的康复治疗。院内康复医学科协助医疗队，对宜昌市住院患者和出院患者进行评估，并精准制订个性化的康复方案，同时利用互联网技术建立微信群，对轻型患者进行远程康复评估及指导；提供视频，教导患者进行预习和自我练习，远程带领患者开展康复训练，为更多患者提供“重症－轻症－出院后”的全程康复服务。

福建医科大学附属第一医院康复医学科与国内康复医学领域的权威专家共同编写了《新型冠状病毒肺炎远程康复工作指导意见》，大力促进了新型冠状病毒肺炎远程康复的发展，是落实新型冠状病毒肺炎分级诊疗制度、完善三级康复网络体系建设及促进全程康复内容实施的重要内容，对打赢抗疫攻坚战具有重要意义。

第3节 “福宜”方案

“福宜”方案（新型冠状病毒肺炎康复方案）主要包括两部分内容，即呼吸康复和心理调适。

一、呼吸康复

（一）新型冠状病毒肺炎患者进行呼吸康复的意义及目标

新型冠状病毒肺炎患者因为呼吸系统受累，机体的氧供应不足，出现气促、呼吸困难等症状，而卧床亦会给呼吸、心血管系统带来不利影响。呼吸康复可提高患者的通气效率和有效肺容量，改善氧合，减少呼吸做功，缓解呼吸困难，促进气道分泌物的清除；可预防心身功能恶化，增强活动能力，预防深静脉血栓、皮肤压疮等并发症；在药物治疗的基础上，呼吸康复可以让患者更快地恢复，减少功能损害，最终达到重塑活动能力和健康、重返社会、回归工作岗位的目标。

（二）普通型患者住院期间的呼吸康复治疗

1.采取合适体位 建议在非睡眠状态下尽量采取靠坐位休息，坐位或站立位时身体前倾，有助于膈肌活动、降低呼吸做功和增加肺容量。

2.进行气道清洁 清洁气道时可采用深吸气阶段扩张法帮助排痰，以避免用力咳嗽，咳痰时应用密闭的塑料袋遮挡，避免造成气溶胶播散。

3.进行呼吸控制训练 让患者放松肩颈部，辅助应用吸气机，引导患者在吸气时隆起上腹部，做下胸廓扩张运动。

4.进行活动及运动 ①病情稳定时，具备自主活动能力的患者应尽量独立进行日常活动以保持运动功能。每日活动时间争取累计在1小时以上，严格避免疲劳。所有活动应尽量在原地进行，不让患者在病房内来回走动。②因新型冠状病毒肺炎疫情的防控需要，康复医学科的医务人员结合中医的八段锦和西医的本体感觉神经肌肉易化技术，设计了康复健肺八段操，通过肢体和躯干的螺旋对角线运动改善躯体的柔韧性和肺功能。

5.呼吸康复中的注意事项 当患者的肌肉骨骼系统出现疼痛时，应咨询医生。患者活动时应注意循序渐进，强度、时间逐渐增加；活动中出现气短、喘憋、胸闷等症状及其他不适时应暂停运动，运动中可配合氧气吸入。

（三）重型患者的呼吸康复

1.指征及介入时机 病情不再进展、生命体征平稳、血流动力学及呼吸功能稳定、排除呼吸康复禁忌证后可介入。

2.注意事项及禁忌证 ①注意事项，注意心率、血压、呼吸频率、血氧饱和度、机械通气及体温等指标的变化。②禁忌证，严重的肝肾功能障碍、新发的心肌缺血或心律失常、活动性消化道出血及非清醒或不能按照指令进行合作者。

3.呼吸康复的内容 ①体位管理，在临床治疗团队共同讨论后指导变换患者的体位。②气道清洁，可借助振荡呼气正压设备（Acapella）、排痰机、机械振动及辅助咳嗽技术等协助排出气道分泌物。③活动，卧床患者可在床上进行渐进性的肢体主动活动或器械被动活动；离床患者可在使用呼吸控制技术的帮助下，在床边进行坐站转移和原地踏步等活动；亦可由卧位康复健肺八段操部分动作开始进行练习，逐步过渡到全套动作及坐位、站立位康复训练。

（四）新型冠状病毒肺炎出院患者的呼吸康复

1.轻症隔离及普通型出院患者 多数轻症隔离及普通型出院患者存在轻度肺功能损害或无持续残留的肺功能问题，且住院时间较短，产生身体功能障碍的可能性较小。此类患者出院后的康复目标主要以恢复身体的适应能力和心理调适为主，可进行居家康复。内容以循序渐进的有氧运动为主，选择患者以往偏好的运动形式或尊重患者的意愿和现实条件选择合适的运动形式，逐步恢复到发病前的活动水平，早日回归社会。

2.重型、危重型出院患者 此类患者可能存在呼吸肌无力及周围肌肉无力等问题，出现运动能力受限、易疲劳及喘息等症状，需要相关专业人员对其存在的肺功能损害进行评估，制订长期、循序渐进的个性化呼吸康复方案。

二、心理调适

疫情在威胁人们身体健康的同时，也会带来心理压力，有些人在疫情期间还出现了焦虑、紧张、恐慌等心理问题。面对疫情，人们不仅要按照医生的要求做好身体防护，也要做好心理防护，从而提高心身免疫力。

（一）心理调适要点

1.客观认识疾病。
2.接纳、排解自己的负面情绪。
3.保持规律作息。
4.注意卫生，做好个人防护。
5.保持乐观、积极的态度。
6.若自我调适不理想，应及时寻求专业人员帮助。

（二）心理调适方法

1.正念呼吸练习。
2.渐进式肌肉放松练习。
3.十巧手练习。
4.正念行走练习。
5.身体扫描练习/冥想。

第3章

新型冠状病毒肺炎功能障碍与康复评估

第1节　功 能 障 碍

新型冠状病毒肺炎的主要临床表现包括发热、咳嗽、呼吸困难和肌肉酸痛，且严重病例会迅速发展为急性呼吸窘迫综合征。此外，一些患者可能会发展为急性心肌损伤和肾损伤。这些变化可能会导致低氧血症、心肺或其他器官功能受损。并且，新型冠状病毒肺炎患者由于入住ICU、长期卧床、进行机械通气和药物治疗等，还会产生一系列继发性损害，从而导致多维度功能损害（包括身体功能、心理功能、认知功能及社会参与功能等方面）。

一、身体功能障碍

（一）呼吸功能障碍

呼吸功能障碍的症状有呼吸困难、活动后气短、喘息、胸闷、咳嗽和咳痰无力，以限制性通气功能障碍、弥散量降低伴低氧血症或呼吸衰竭为主要临床表现。

（二）心脏功能障碍

心脏功能障碍的症状有心悸、胸闷、活动后气促、劳力呼吸困难，还可出现心前区不适及心绞痛，多与活动有关。新型冠状病毒肺炎患者心率增快或减慢时，还可出现多种心律失常。导致心脏功能障碍的原因包括新型冠状病毒对心脏产生直接损伤、新型冠状病毒肺炎导致肺功能障碍，以及重型和危重型患者长期卧床、制动所致的失用性功能减退。此外，心脏功能障碍的出现还可能与合并基础疾病（如高血压、冠心病、糖尿病等）有关。

（三）神经肌肉功能障碍

神经肌肉功能障碍表现为全身乏力、易疲劳及肌肉酸痛，部分患者可伴有肌肉萎缩和肌力下降等症状。新型冠状病毒肺炎患者常发生急性呼吸窘迫综合征后获得性虚弱，一般认为与制动、血糖控制和医源性使用类固醇和神经肌肉阻滞剂有关。此外，新型冠状病毒肺炎患者也常发生危重病性多发性神经病和危重病性肌病，其他较不常见的长期制动后遗症也可能发生，包括姿势不稳、静脉血栓栓塞、肌肉缩短和挛缩（包括肌源性、神经源性、关节源性）及压力损伤等。

（四）吞咽功能障碍

新型冠状病毒肺炎重型、危重型患者需要经口插管，有发生喉部损伤的危险，导致拔管后出现吞咽功能障碍。长时间插管、胃肠共病和ICU获得性肌无力是发生吞咽困难的危险因素。如果患者进行气管切开，则有可能并存气管切开相关的吞咽问题。

二、认知功能障碍

在ICU中，谵妄的发生率很高，较多为败血症患者、老年患者和患多种疾病的患者，主要与较差的功能结果和较高的死亡率相关。有研究发现，急性呼吸窘迫综合征患者出院后在长期随访中约有10%出现持续性认知功能损伤，并且是多维的，包括记忆力、注意力和更高级别的执行力等。

三、心理障碍

新型冠状病毒肺炎患者可能会表现出不同程度的心理障碍，如愤怒、恐惧、焦虑、抑郁、失眠和孤独等。有研究发现，ICU幸存者的焦虑、抑郁水平明显高于一般人群，一些患者会发展为创伤后应激障碍。

四、日常生活活动能力障碍

部分病情较重且合并基础疾病的新型冠状病毒肺炎患者，可能无法独立完成穿脱衣、如厕、洗澡等日常活动，出现日常生活活动能力下降。

五、社会参与功能障碍

新型冠状病毒肺炎患者身体、心理及认知等方面的功能障碍都会导致不同程度的社会参与功能受限。

第2节　轻型及普通型患者的康复评估

一、呼吸功能评估

(一)一般资料

进行康复评估前，应明确患者的病史、病程、既往史、有意义的家族史及个人史等内容。

(二)呼吸困难评估

常用的呼吸困难指数量表包括改良英国医学研究学会呼吸困难指数（modified British medical research council，mMRC）量表（表3-1）和Borg呼吸困难评分量表（表3-2）。

表3-1　改良英国医学研究学会呼吸困难指数量表

分级	评估呼吸困难的严重程度
0级	我仅在用力运动时出现呼吸困难
1级	我在平地快速行走或爬小坡时出现气短
2级	我由于气短平地行走时比同龄人慢或需要停下来休息
3级	我在平地行走约100 m或几分钟后需要停下来喘气
4级	我因为严重的呼吸困难不能离家，或在穿、脱衣服时出现呼吸困难

表3-2　Borg呼吸困难评分量表

分数	临床表现
0分	完全没有费力的感觉，没有肌肉劳累、气喘吁吁或呼吸困难
0.5分	刚刚感觉到费力（非常微弱，刚刚有感觉）
1分	非常轻微的费力（代表很轻微的费力）
2分	轻微费力（微弱）
3分	中等费力（代表有些费力，但不是非常困难，感觉继续进行是尚可的、不困难的）

续表

分数	临床表现
4分	稍微严重费力
5分	严重费力（非常劳累，但是继续进行不是非常困难，约是“最大值”的一半）
6分	5～7分之间的表现
7分	非常严重费力（能够继续进行，但是不得不强迫自己，非常劳累）
8分	7～9分之间的表现
9分	极度严重费力（几乎达到最大值）
10分	最大值费力（对于大多数人来说，这是其至今生活中所经历的最强烈的程度）

（三）胸部体格检查

1.视诊 呼吸形态包括频率、深度、规则性、对称性、胸腹协调性、有无使用辅助呼吸肌及吸气时肋间肌下陷等。正常人的呼吸频率为12～20次/分，吸呼时间比约为1∶2。急性呼吸窘迫综合征患者可出现鼻翼外张、明显使用辅助呼吸肌及肋间回缩等征象。患者出现浅而快的呼吸形态、胸腹不协调、辅助呼吸肌使用增多及呼吸做功增加，提示呼吸肌疲乏无力。

2.触诊

（1）纵隔及气管：检查气管是否居中，偏向一侧提示可能存在一侧肺容积下降或一侧胸膜腔内压上升等，如肺扩张不全、气胸等。

（2）呼吸时胸部动作的检查：检查动作大小及左右是否对称。

（3）胸部震颤：平静呼吸时应无震颤，说话时有中度震颤；若呼吸道有分泌物，可感到痰液的震颤。

3.叩诊、听诊 新型冠状病毒肺炎三级防护条件下较难进行胸部叩诊及听诊。

4.胸廓扩张度 可在路易斯角（上胸廓）、剑突（下胸廓）处测量胸廓扩张度。胸廓扩张度的范围在小于正常值时，需要考虑患者的胸廓顺应性、肺顺应性改变情况。

5.咳嗽及痰液检查 患者在咳嗽、咳痰时，可进行咳嗽力量的评估（表3-3）和痰液的评估（表3-4）。

表3-3　咳嗽力量的评估

分级	临床表现
0级	无咳嗽动作
1级	有气体从气道出来，但无咳嗽声音
2级	咳嗽声音弱
3级	听到明显的咳嗽声
4级	听到较大的咳嗽声
5级	可做连续较大的咳嗽

表3-4　痰液的评估

分级	临床表现
M1级	黏液状液体，无肉眼可见脓液
M2级	大部分呈黏液状液体，肉眼可见脓液
P1级	1/3脓液，2/3黏液状液体
P2级	2/3脓液，1/3黏液状液体
P3级	＞2/3脓液

（四）活动能力评估

1. 30秒椅子坐站试验　是指30秒内能完成由坐到站立的次数，评估下肢功能情况（表3-5）。

表3-5　30秒椅子坐站试验

准备物品：一把椅背约43 cm高的椅子、秒表或计时器
告知受试者熟悉测试方法和环境：受试者坐在椅子中间，背部不贴靠椅背，双手在胸前交叉，双足置于地面上，并告诉受试者尽可能快地反复坐、立，速度越快越好，必要时可自行调整速度（慢下来或稍停歇）。过程中双手必须交叉于胸前不能分开，站立时要求膝关节完全伸直
进行试验：测试者发出“开始”口令进行计时，患者开始站起到坐下，做完整个动作，在30秒内尽可能重复该动作。如果时间到了，处于站起的姿势，把这次动作统计为1次。到30秒时喊“停”，记录整个测试过程中完成的坐立次数。过程中可以鼓励受试者

续表

注意：试验前后监测血压、血氧饱和度、心率、呼吸频率及心电图等生命体征，如果发现心律失常则立即终止实验。若受试者出现明显不适症状，如头晕、心绞痛及气短等，也应立即停止实验
记录：第1次评估（干预前）________ 第2次评估（干预后）________ 第3次评估（干预1周后）________

注：健康老年人测试结果的参考值为17.26次（95% *CI*: 15.98 ～ 18.55），年龄与该值显著相关；引自Nakazono T，Kamide N，Ando M. The reference values for the chair stand test in healthy Japanese older people：determination by meta-analysis. J Phys Ther Sci，2014，26（11）：1729-1731

2. 6分钟步行试验 主要用于评估中重度心肺疾病患者进行治疗和干预的疗效，测量患者的功能状态，可作为临床试验的终点观察指标之一，也是患者生存率的预测指标之一（表3-6）。

表3-6 6分钟步行试验

步骤	具体内容
1	对同一患者的试验应在每日的相同时间进行
2	试验前，患者在起点旁的椅子上休息至少10分钟，核查有无禁忌证，测量脉搏、血压、血氧饱和度，填写记录表，向患者介绍试验过程
3	让患者站起，用Borg呼吸困难评分量表评估患者运动前呼吸困难和全身疲劳的情况
4	计时器设定为6分钟
5	请患者站在起步线上，一旦开始行走，立即起动计时器。患者在区间内尽自己体能往返行走。行走中不要说话，不能跑跳，折返处不能犹豫，医务人员不能伴随患者行走。允许患者必要时放慢速度或停下休息，但监测人员要鼓励患者尽量继续行走。监测人员每分钟报时1次，用规范的语言告知和鼓励患者，如“您做得很好，坚持走下去，您还有几分钟”；如果患者中途需要休息，可以说“如果需要，您可以靠在墙上休息一会，但一旦感觉可以走了就请继续行走”，让患者有所缓冲
6	试验结束前15秒告知患者“试验即将结束，听到停止后请原地站住”，结束时标记好停止的地点。如果提前终止，则让患者立即休息并记录提前终止的地点、时间和原因。祝贺患者完成了试验。试验结束后用Borg呼吸困难评分量表评估患者的呼吸困难和全身疲劳情况，并询问患者感觉不能走得更远的最主要原因
7	记下计数器记录的圈数。统计患者的总步行距离，精确到m。监测并记录患者的血压、心率，有条件者测量血氧饱和度，认真填写记录表

注：男性参考值（m）＝7.57×身高（cm）－5.02×年龄－1.76×体重（kg）－309m，女性参考值（m）＝2.11×身高（cm）－5.78×年龄－2.29×体重（kg）＋667m；引自Enright PL，Sherrill DL. Reference equations for the six-minute walk in healthy adults. Am J Respir Crit Care Med，1998，158：1384-1387

（五）辅助检查评估

1.血气分析 轻型及普通型患者血气分析可表现为正常，存在呼吸频率增快可表现为过度通气导致的呼吸性碱中毒，病情进展亦有可能出现各种类型呼吸酸碱平衡失调。

2.肺功能 肺功能检查可了解普通型及轻型患者呼吸系统的生理状态，明确肺功能障碍的机制和类型，判断病变损害的程度，评估肺的功能储备等。为了避免肺功能检查导致院内交叉感染，相关文件要求普通型及轻型患者必须在特定的负压病房或负压区域中进行肺功能检查，且医务人员应当严格执行三级防护措施，检查环境和检查仪器必须严格消毒，检查时必须使用一次性呼吸过滤器。

3.胸部X线片/计算机体层成像（CT） 胸部高分辨率CT可清楚显示新型冠状病毒肺炎患者的病变位置、类型及范围。胸部X线片对病变的敏感性及特异性较低。CT上可见双肺单发或多发病灶，多位于肺外周或胸膜下，以中下肺的背段或外侧段多见；病灶多呈胸膜下小叶性、尖端指向肺门方向的楔形或扇形，也可表现为斑片状或类圆形。依据病程时间节点，病灶密度不均，早期多见淡薄的磨玻璃密度影（ground-glass opacity，GGO），亦可见网格状影；随着病变进展，磨玻璃影的密度逐渐增高。在磨玻璃影内，可见支气管血管束增粗，或伴有局部小叶间隔网格状增厚。

二、日常生活活动能力评估

可采用改良Barthel指数量表（表3-7）评估日常生活活动能力。

表3-7 改良Barthel指数量表

项目	评分
1.吃饭	0分＝依赖别人 5分＝需要部分帮助（夹菜、盛饭、切面包） 10分＝全面自理
2.穿衣	0分＝依赖 5分＝需要一半帮助 10分＝自理（系、解纽扣，关、开拉链和穿鞋等）
3.修饰	0分＝需要帮助 5分＝独立洗脸、梳头、刷牙、剃须

续表

项目	评分
4.如厕	0分=依赖别人 5分=需要部分帮助 10分=自理
5.洗澡	0分=依赖 5分=自理
6.小便	0分=失禁或昏迷或需要由他人导尿 5分=偶尔失禁（每24小时＜1次，每周＞1次） 10分=能控制
7.大便	0分=失禁或昏迷 5分=偶尔失禁（每周＜1次） 10分=能控制
8.转移	0分=完全依赖他人，不能坐 5分=需要大量帮助（2人）能坐 10分=需要少量帮助（1人）或指导 15分=自理
9.上下楼	0分=不能（上下一段楼梯，用手杖也算独立） 5分=需要帮助（体力或语言指导） 10分=自理
10.活动（步行）	0分=不能步行（在病房及其周围，不包括走远路） 5分=在轮椅上独立行动 10分=需要1人帮助步行（体力或言语指导） 15分=独立步行（可用辅助器）

注：总分0～20分为极严重功能障碍，25～45分为严重功能障碍，50～70分为中度功能缺陷，75～95分为轻度功能缺陷，100分为自理

三、心理评估

新型冠状病毒肺炎患者可能存在焦虑、抑郁倾向和睡眠障碍等问题，可采用广泛性焦虑障碍量表-7（generalized anxiety disorder 7，GAD-7）（表3-8）、患者健康问卷-9（patient health questionnaire 9，PHQ-9；又称抑郁症状自评量表）（表3-9）及匹兹堡睡眠质量指数量表（Pittsburgh sleep quality index，PSQI）（表3-10）等进行评估。

表3-8 广泛性焦虑障碍量表-7

填写要求：本量表共7个条目，请根据您过去2周的情况进行评估

在过去的2周内，有多少时间您被以下问题所困扰？（在您的选择下打“√”）	完全不会	几日	一半以上的时间	几乎每日
1.感觉紧张、焦虑或烦躁	0	1	2	3
2.不能停止或控制担忧	0	1	2	3
3.对各种各样的事情担忧过多	0	1	2	3
4.很难放松下来	0	1	2	3
5.由于不安而无法静坐	0	1	2	3
6.变得容易烦恼或急躁	0	1	2	3
7.害怕将有可怕的事情发生	0	1	2	3

注：本量表采用4级评分，总分0～4分为无焦虑症状，5～9分为轻度焦虑症状，10～14分为中度焦虑症状，15分以上为重度焦虑症状

表3-9 患者健康问卷-9（抑郁症状自评量表）

填写要求：本量表共10个条目，请根据您过去2周的情况进行评估

在过去的2周，有多少时间您被以下问题所困扰？（在您的选择下打“√”）	完全不会	几日	一半以上的时间	几乎每日
1.做什么事情都感觉没有兴趣或乐趣	0	1	2	3
2.心情低落	0	1	2	3
3.入睡困难、睡不安稳或睡眠时间过长	0	1	2	3
4.感到疲劳或无精打采	0	1	2	3
5.食欲缺乏或吃得太多	0	1	2	3
6.觉得自己很糟糕，或觉得自己很失败，或让自己和家人失望	0	1	2	3
7.注意力很难集中，如阅读报纸或看电视时	0	1	2	3
8.动作或说话速度缓慢到别人可察觉的程度，或正好相反（烦躁或坐立不安、动来动去的情况比平常更严重）	0	1	2	3
9.有不如死了或用某种方式伤害自己的念头	0	1	2	3

注：本量表采用4级评分，总分0～4分为无抑郁症状，5～9分为轻度抑郁症状，10～14分为中度抑郁症状，15分为重度抑郁症状

表3-10　匹兹堡睡眠质量指数量表

指导语：下面是关于您近1个月的睡眠情况，请填写或选择最符合您实际情况的答案				
1.近1个月，您每晚睡觉通常是________点钟				
2.近1个月，您每晚入睡通常需要________分钟				
3.近1个月，您通常早上________点钟起床				
4.近1个月，您每晚通常实际睡眠________小时（不等于卧床时间）				
5.近1个月，您因下列情况影响睡眠而烦恼				
a.入睡困难（30分钟内不能入睡）	①没有	②＜1次/周	③1～2次/周	④≥3次/周
b.夜间易醒或早醒	①没有	②＜1次/周	③1～2次/周	④≥3次/周
c.夜间去厕所	①没有	②＜1次/周	③1～2次/周	④≥3次/周
d.呼吸不畅	①没有	②＜1次/周	③1～2次/周	④≥3次/周
e.咳嗽或鼾声高	①没有	②＜1次/周	③1～2次/周	④≥3次/周
f.感觉冷	①没有	②＜1次/周	③1～2次/周	④≥3次/周
g.感觉热	①没有	②＜1次/周	③1～2次/周	④≥3次/周
h.做噩梦	①没有	②＜1次/周	③1～2次/周	④≥3次/周
i.疼痛不适	①没有	②＜1次/周	③1～2次/周	④≥3次/周
j.其他影响睡眠的事情	①没有	②＜1次/周	③1～2次/周	④≥3次/周
如果有，请说明________				
6.近1个月，总体来说，您认为自己的睡眠________	①很好	②较好	③较差	④很差
7.近1个月，您用药物催眠的情况________	①没有	②＜1次/周	③1～2次/周	④≥3次/周
8.近1个月，您常感到困倦________	①没有	②＜1次/周	③1～2次/周	④≥3次/周
9.近1个月，您做事情精力不足________	①没有	②偶尔有	③有时有	④经常有

注：A.睡眠质量。根据条目6的选项计分，“很好”计0分，“较好”计1分，“较差”计2分，“很差”计3分。B.入睡时间。①条目2的计分为“≤15分钟”计0分，“16～30分钟”计1分，“31～60分钟”计2分，“≥60分钟”计3分。②条目5a的计分为“没有”计0分，“＜1周/次”计1分，“1～2周/次”计2分，“≥3周/次”计3分。③累加条目2和5a的计分，若累加分为“0分”计0分，累加分为“1～2分”计1分，累加分为“3～4分”计2分，累加分为“5～6分”计3分。C.睡眠时间。根据条目4的选项计分，“＞7小时”计0分，“6～7小时”计1分，“5～6小时”计2分，“＜5小时”计3分。D.睡眠效率。①床上时间＝条目3（起床时间）－条目1（上床时间）。②睡眠效率＝条目4（睡眠时间）/床上时间×100%。③睡眠效率“＞85%”计0分，“75%～84%”计1分，“65%～74%”计2分，“＜65%”计3分。E.睡眠障碍。根据条目5b～5j，选项为“没有”计0分，“＜1周/次”计1分，“1～2周/次”计2分，“≥3周/次”计3分。累加条目5b～5j的计分，若累加分为“0分”则计0分，累加分为“1～9分”计1分，累加分为“10～18分”计2分，累加分为“19～27分”计3分。F.催眠药物。根据条目7的选项计分，“没有”计0分，“＜1周/次”计1分，“1～2周/次”计2分，“≥3周/次”计3分。G.日间功能障碍。①条目8为“没有”计0分，“＜1周/次”计1分，“1～2周/次”计2分，“≥3周/次”计3分。②条目9为“没有”计0分，“偶尔有”计1分，“有时有”计2分，“经常有”计3分。③累加条目8和9的得分，若累加分为“0分”则计0分，累加分为“1～2分”计1分，累加分为“3～4分”计2分，累加分为“5～6分”计3分。PSQI总分＝A分值＋B分值＋C分值＋D分值＋E分值＋F分值＋G分值。总分范围为0～21分，得分越高，表示睡眠质量越差

第3节　重型及危重型患者的康复评估

一、一般资料

进行康复评估前，应明确患者的病史、病程、呼吸支持模式及合并症等内容。

二、重症相关呼吸系统、心血管系统、神经系统及其他活动风险评估

重症相关呼吸系统风险评估见表3-11。

表3-11　重症相关呼吸系统风险评估

呼吸系统	床上运动	离床运动
插管		
气管内插管	🟢	
气切套管	🟢	
呼吸参数		
氧浓度		
≤60%	🟢	🟢
＞60%	▲	▲
指脉氧		
≥90%	🟢	🟢
＜90%	▲	🔴
呼吸频率		
≤30次/分	🟢	🟢
＞30次/分	▲	▲
机械通气模式		
HFOV	▲	🔴
PEEP		

续表

呼吸系统	床上运动	离床运动
≤10 cmH_2O	🟢	🟢
＞10 cmH_2O	▲	▲
呼吸机不同步	▲	▲
抢救治疗		
一氧化氮	▲	▲
环前列腺素	▲	▲
俯卧位	🔴	🔴

注：HFOV.高频振荡通气；PEEP.呼气末正压。🟢表示不良事件的低风险，按照每个ICU的协议和程序照常进行。▲表示不良事件的潜在风险和后果要高于🟢，但可能活动的潜在利益胜过一切；任何活动之前，应明确注意事项或禁忌证；如果活动就应该逐步并谨慎地考虑这样做。🔴表示不良事件的重大潜在风险或后果，除非经过重症监护专家、高级物理治疗师及高级护理人员协商后明确授权，否则不应进行主动活动

重症相关心血管系统风险评估见表3-12。

表3-12 重症相关心血管系统风险评估

心血管系统	床上运动	离床运动
血压		
高血压急症给予静脉降压治疗	🔴	🔴
平均动脉压		
在目标范围以下且导致症状	▲	🔴
使用血管活性药物或器械辅助时仍低于目标值	▲	🔴
在未使用或仅使用低水平辅助下血压高于正常范围最低值	🟢	🟢
使用中等水平辅助下，血压高于正常范围最低值	▲	▲
使用高水平辅助下，血压高于正常范围最低限	▲	🔴
确诊或可疑严重肺动脉高压	▲	▲
心律失常		
心动过缓		

续表

心血管系统	床上运动	离床运动
需药物治疗（异丙肾上腺素）或紧急植入心脏起搏器	🔴	🔴
无须药物治疗或紧急植入心脏起搏器	▲	▲
经静脉或心外膜植入心脏起搏器		
起搏心律	▲	🔴
稳定的自主心率	🟢	🟢
快速性心律失常		
心率＞150次/分	▲	🔴
120次/分≤心率≤150次/分	▲	▲
心率＜120次/分	🟢	🟢
装置		
主动脉内球囊反搏	🟢	🔴
体外膜肺氧合		
经大腿或锁骨下置管	🟢	🔴
中心静脉置管	🟢	▲
左心室辅助装置	🟢	🟢
肺动脉导管，持续心输出量检测设备	🟢	▲
其他心血管考虑		
任何原因引起的休克伴乳酸＞4 mmol/L	▲	▲
确诊或可疑急性深静脉血栓或肺栓塞	▲	▲
确诊或可疑重度主动脉狭窄	🟢	▲
心肌缺血	▲	🔴

注：🟢表示不良事件的低风险，按照每个ICU的协议和程序照常进行。▲表示不良事件的潜在风险和后果要高于🟢，但可能活动的潜在利益胜过一切；任何活动之前，应明确注意事项或禁忌证；如果活动就应该逐步并谨慎地考虑这样做。🔴表示不良事件的重大潜在风险或后果，除非经过重症监护专家、高级物理治疗师及高级护理人员协商后明确授权，否则不应进行主动活动

重症相关神经系统风险评估见表3-13。

表3-13　重症相关神经系统风险评估

神经系统	床上运动	离床运动
意识水平		
患者嗜睡、平静或不安［如Richmond躁动镇静评分（RASS）为－1～＋1分］	🟢	🟢
患者轻度镇静或激动（如RASS为－2～＋2分）	▲	▲
患者难以唤醒或深度镇静（如RASS＜－2分）	▲	🔴
患者激动、激越或好斗（如RASS＞＋2分）	🔴	🔴
谵妄		
谵妄评估工具如ICU患者意识模糊评估单（CAM-ICU）评估阴性	🟢	🟢
谵妄评估工具如CAM-ICU评估阳性＋能遵循简单指令	🟢	▲
谵妄评估工具如CAM-ICU评估阳性＋不能遵循简单指令	▲	▲

注：🟢表示不良事件的低风险，按照每个ICU的协议和程序照常进行。▲表示不良事件的潜在风险和后果要高于🟢，但可能活动的潜在利益胜过一切；任何活动之前，应明确注意事项或禁忌证；如果活动就应该逐步并谨慎地考虑这样做。🔴表示不良事件的重大潜在风险或后果，除非经过重症监护专家、高级物理治疗师及高级护理人员协商后明确授权，否则不应进行主动活动

重症相关其他风险评估见表3-14。

表3-14　重症相关其他风险评估

其他风险	床上运动	离床运动
医疗		
已知的活动性出血	🔴	🔴
怀疑活动性出血或增加出血风险	🟢	▲
尽管进行了积极的物理或药物降温，患者仍发热，体温超过可接受的最大限度	▲	▲
主动低温管理	▲	▲
其他考虑		
ICU获得性虚弱	🟢	🟢

续表

其他风险	床上运动	离床运动
持续性肾替代治疗	🟢	🟢
静脉或股动脉导管	🟢	🟢
股动脉鞘	▲	🔴
其他引流管及附件		
鼻胃管	🟢	🟢
中央静脉导管	🟢	🟢
胸腔引流管	🟢	🟢
伤口引流管	🟢	🟢
肋间导管	🟢	🟢
导尿管	🟢	🟢

注：🟢表示不良事件的低风险，按照每个ICU的协议和程序照常进行。▲表示不良事件的潜在风险和后果要高于🟢，但可能活动的潜在利益胜过一切；任何活动之前，应明确注意事项或禁忌证；如果活动就应该逐步并谨慎地考虑这样做。🔴表示不良事件的重大潜在风险或后果，除非经过重症监护专家、高级物理治疗师及高级护理人员协商后明确授权，否则不应进行主动活动

三、胸部体格检查

详见第3章第2节的相关内容。

四、运动与身体功能评估

重型患者卧床时间较长时，易出现关节活动度障碍、肌力减退等问题，部分患者会出现获得性虚弱（包括获得性周围神经病或获得性肌病），导致活动不能。运动功能中的肌力评估推荐采用徒手肌力测试（manual muscle testing，MMT），采用医学研究委员会（Medical Research Council，MRC）总评分评估是否存在获得性虚弱，MRC的得分范围为0～60分，0分为四肢瘫痪，60分为肌力正常，低于48分可诊断为ICU获得性肌无力（intensive care unit acquired weakness，ICU-AW）。

评估身体功能可采用切尔西身体评估工具（Chelsea critical care physical assessment tool，CPAx）（表3-15）、ICU功能状态量表（functional status score for the ICU，FSS-ICU）、ICU身体功能量表（physical function in ICU，PFIT-s）（表3-16）

表3-15　切尔西身体评估工具

填写要求：本量表包括10个体力方面的评估，评分为0～5分，从“完全依赖”到“完全独立”，总分50分

功能方面	0分	1分	2分	3分	4分	5分
呼吸功能	完全呼吸机依赖，控制性呼吸，可能为完全镇静/瘫痪状态	呼吸机依赖控制性的呼吸，但有一些自发的努力	自主呼吸，需要连续的侵入性或非侵入性通气支持	自主呼吸，间断的侵入性或非侵入性通气支持，或连续的高流量氧疗（＞15 L）	接受标准的氧疗（＜15 L）	自主呼吸，无氧疗
咳嗽	没有咳嗽，可能为完全镇静或瘫痪状态	只有在深部吸引时才能刺激咳嗽	弱的、无效的自主咳嗽，无法独立清除（如需要深部吸引）	弱的、部分有效的自主咳嗽，有时能够清除分泌物	有效的咳嗽，利用气道廓清技术能清除分泌物	连续的、有效的自主咳嗽，独立清除分泌物
在床上移动（如翻身）	不能，可能为完全镇静或瘫痪状态	2人及以上辅助（最大）启动运动	至少1人辅助（中度）启动运动	1人（最小）辅助启动运动	独立完成（≥3秒）	独立完成（＜3秒）
坐到床边	不能或不稳定	2人及以上辅助（最大）启动运动	至少1人辅助（中度）启动运动	1人（最少）辅助启动运动	独立完成（≥3秒）	独立完成（＜3秒）
动态坐位/无支撑坐姿	不能或不稳定	2人及以上（最大）辅助	至少1人（中度）辅助	1人（最小）辅助	部分动态坐位平衡（如支撑下改变躯干位置）	完全动态坐位平衡（支撑下能够伸手去拿物体
站立平衡	不能/不稳定	斜床或类似的情况	站立悬吊装置或类似的情况	依赖助行架、拐杖或类似的情况	独立，不需要辅助	独立，不需要辅助完全动态站立平衡（即能够伸手去拿物体）
从坐到站	不能/不稳定	坐到站需要最大量的辅助（站立悬吊装置或类似的情况）	坐到站需要中等辅助（如1或2人）	坐到站需要最小的辅助（如1人）	坐到站通过推椅子扶手独立进行	坐、站独立，没有上肢运动参与
从床转移到椅子	不能/不稳定	完全依赖悬吊	站立悬吊装置或类似的情况	轴心转移（无踩踏），运用移动辅助或身体辅助	站立和踩踏转移运用移动辅助或身体辅助	独立，无设备转移
踏步	不能/不稳定	采用站立悬吊装置或类似的情况	使用移动辅助和至少1人辅助（中等）	使用移动辅助和至少1人辅助（最少）	使用移动辅助或至少1人辅助（最少）	独立，无辅助
手握力	不能评估	＜20%	＜40%	＜60%	＜80%	≥80%

或ICU移动性量表（ICU mobility scale，IMS）。IMS主要进行活动能力的评估，CPAx、PFIT-s可进行肌力与活动能力的评估，FSS-ICU、PFIT-s可进行详细的身体功能评估。评估至少每周进行1次和（或）患者离开ICU时进行。

表3-16　ICU身体功能量表

注意事项：本测试能够在患者足够清醒且配合的情况下进行。如果患者能够坐在椅子上，这个姿势能够用在本测试的所有部分；如果患者不能坐在椅子上，可以坐在床边完成测试；如果患者也不能坐在床边，肌肉测试可在床上进行，但是患者不能进行其他组分的测试。测试组分按照呈现的力量和功能从高到低进行（即力量测试，然后坐立辅助，然后地面上行进）。如果患者多次试图进行力量和功能评估，测试组分进行不止1次，使用本测试的最高得分

测试部分	设备	提示或其他注意事项
肩屈肌力（级）	椅子/床	如果患者活动范围受限，测试在可活动范围内的肌力；如果一侧（右或左）比另一侧强，则使用强壮的一侧（最高等级）为PFIT-s得分
伸膝肌力（级）	椅子/床	
坐站辅助	椅子/床	理想情况下，患者应将双臂交叉于手腕处抱在胸前；如果无法实现，患者可以将手臂放在身体两侧，也可以用手臂抓住椅子的扶手；提供最少的辅助将患者安全地转移到站立的位置
踏步（步/分）	秒表/时钟	若有需要，患者可使用助行器，每次一只足接触地面算一步；每一步患者的足必须完全离开地面，如果患者的足不能完全离开地面达6步，测试结束；如果患者停止步行超过2秒，测试结束；如果患者可以连续步行3分钟，可自动获得最高分3分钟

提示：步速计算，假设步子＝75步，时间（分：秒）＝1：20＝80秒，步速＝75步/80秒×60秒/1分钟＝56步/分

PFIT-s得分	0分	1分	2分	3分	总计	
肩屈肌力（级）	0、1或2	3	4	5		
伸膝肌力（级）	0、1或2	3	4	5		总分（0～12）
坐到站辅助	不能	2人辅助	1人辅助	无辅助		
踏步（步/分）	不能	0～49	50～80	80＋		

五、辅助检查评估

（一）动脉血气分析

血气是评估患者酸碱平衡、肺泡通气量及氧合状态的生理评估工具。新型冠状病毒肺炎重型患者主要表现为以低氧血症为主的Ⅰ型呼吸衰竭，存在气道阻塞

时亦可出现高二氧化碳血症的Ⅱ型呼吸衰竭。此外，还可出现代谢性酸中毒、呼吸性酸中毒、代谢性碱中毒及代谢性酸中毒等各种酸碱平衡异常。

（二）胸部影像学资料

胸部高分辨率CT可清楚显示新型冠状病毒肺炎患者的病变位置、类型及范围。X线胸片对病变的敏感性及特异性较低。重型患者X线或CT多表现为双肺弥漫性病变，少数呈“白肺”表现；病变多以实变为主，合并磨玻璃密度影、空气支气管征、多发条索影。病灶范围在48小时内可增加50%。双侧胸腔可出现少量积液。

（三）胸部超声

新型冠状病毒肺炎患者因为防护要求，一些传统的检查如听诊等不能有效地进行，胸部超声是一个动态、实时、无创、可重复的评估手段。最新发表的相关研究显示了胸部超声在新型冠状病毒肺炎诊断、监测和随访中的有效性。新型冠状病毒肺炎患者的胸部超声影像学特点主要为：①胸膜线不同程度地增厚。②不同程度的B线（B7、B3）、融合B线根据分布区域不同，可表现为局灶性B线、弥散性肺泡间质综合征改变。③胸膜下实变，胸部超声表现为碎片征。④大片实变伴支气管充气征，胸部超声表现为组织样征、动态支气管充气征。⑤少见水母征、四边形征等胸腔积液表现。⑥肺部多个检查部位异常。⑦早期和轻症以局灶性B线为主，进展期以肺泡间质综合征和实变为主；康复期可完全恢复正常的胸部超声或存在肺纤维化的胸膜线增厚伴有不均齐B线改变。⑧特别强调，病变处于深部和（或）未累及胸膜，胸部超声存在明显的局限性，尤其是早期或轻型患者。

第4节　出院患者的康复评估

一、身体功能评估

（一）一般资料

进行康复评估前，应明确患者的病史、病程、既往史、有意义的家族史及个人史等。

（二）呼吸困难评估

常用的呼吸困难指数量表包括mMRC量表和Borg呼吸困难评分量表。详见

第3章第2节的相关内容。

（三）胸部体格检查评估

详见第3章第2节的相关内容。

（四）运动能力评估

1.肌力评估 可采用握力评估、徒手肌力测试等。

2.步行试验 可采用6分钟步行试验（详见第3章第2节的相关内容）。

3.心肺运动试验 该试验是伴有代谢测定的运动试验，通过综合心与肺在一定功率负荷下测出摄氧量及二氧化碳排出量等代谢指标、通气指标及心电图变化来反映人体最大有氧代谢能力和心肺储备能力。新型冠状病毒肺炎患者尤其是重型及危重型患者在恢复期仍有运动受限、呼吸困难等问题，心肺运动试验可评估其心肺功能的受损程度，同时可指导制订心肺康复计划和运动处方、监测康复治疗反应及评估治疗效果等。

（五）辅助检查评估

1.肺功能评估 新型冠状病毒肺炎出院患者进行肺功能检查时也应按照相关要求进行合适的防护操作，医务人员应当严格执行二级防护措施，必须使用一次性高效呼吸过滤器。可进行肺通气功能、换气功能、气道激发试验及支气管舒张试验等测定。肺通气功能主要的测量指标包括用力肺活量（forced vital capacity，FVC）、最大通气量（maximal voluntary ventilation，MVV）、1秒用力呼气容积（forced expiratory volume in one second，FEV1）、1秒率（FEV1/FVC），深吸气量（inspiratory capacity，IC）及肺总量（total lung capacity，TLC）等。肺换气功能的主要观察指标包括一氧化碳弥散量（carbon monoxide diffusing capacity，DLCO）和弥散系数［一氧化碳弥散量与肺泡气量（ventilation of alveolar，VA）之比（DLCO/VA），实测值与预计值的百分比＞80%为正常］。

2.呼吸肌肌力和耐力评估 可采用口腔最大吸气压（maximal inspiratory pressure，MIP）、最大呼气压（maximum expiratory pressure，MEP）来评估呼吸肌功能。如果怀疑重症恢复后的患者呼吸肌肌力下降，可考虑进行上述评估。

3.胸部影像学评估 新型冠状病毒肺炎患者出院后的影像学检查多表现为恢复期改变。CT显示病变范围缩小，密度减低，渗出物吸收，肺实变病灶逐渐吸收消散，可完全消失或残存肺纤维条索影等。

二、日常生活活动能力评估

详见第3章第2节的相关内容。

三、生活质量评分

圣·乔治医院呼吸问题调查量表（St.George's respiratory questionnaire，SGRQ）可用于评估呼吸系统疾病的影响。该量表主要基于3个方面（症状、活动、社会和心理影响）进行评估，最终得到一个总分，总分越高，问题越严重。

慢性呼吸系统疾病调查量表（chronic respiratory questionnaire，CRQ）可评估生活质量、日常活动和症状（如呼吸困难、疲劳和其他症状）。

四、营养评估

可采用营养风险筛查2002（nutritional risk screening 2002，NRS2002）量表对新型冠状病毒肺炎出院患者进行筛查，如果总分≥3分即认为有营养风险，应尽早进行营养评估，制订营养支持计划。营养评估的指标包括药物、营养、就医史、体格检查、人体测量及实验室资料。人体测量指标包括体重指数（body mass index，BMI）、三头肌皮褶厚度（triceps skin fold，TSF）和上臂肌围（arm muscle circumference，AMC）。实验室资料包括血清白蛋白、前白蛋白、转铁蛋白及淋巴细胞计数等。如果测评者以上指标低于正常参考范围，则被认为存在营养不良。

五、认知功能评估

新型冠状病毒肺炎患者，尤其是曾收住ICU的危重型患者，可能合并认知功能障碍，可在出院后使用简易精神状况检查量表（mini-mental state examination，MMSE）进行认知功能评估。

六、吞咽功能评估

有吞咽功能障碍高危因素的新型冠状病毒肺炎患者在必要时可进行吞咽造影检查（videofluoroscopic swallowing study，VFSS）或纤维内镜吞咽功能检查（fiberoptic endoscopic evaluation swallowing，FEES）。

七、心理、睡眠评估

可应用PHQ-9、GAD-7及PSQI等进行心理、睡眠方面的评估（详见第3章第1节的相关内容）。

第4章

新型冠状病毒肺炎康复治疗

第1节　康复基本原则

一、防护

新型冠状病毒肺炎患者的防护应严格遵照国家卫生健康委员会印发的《新型冠状病毒感染的肺炎防控中常见医用防护用品使用范围指引（试行）》《医疗机构内新型冠状病毒感染预防与控制技术指南（第一版）》的要求。所有接触进行呼吸康复评估及治疗的患者的工作人员应按照要求做好个人防护。

二、避免交叉感染

呼吸康复中所应用的设备应尽量单人单用，无法单人单用的设备需易于消毒。建议通过教育视频、纸质版教育小册子或远程会诊等方式对患者进行呼吸康复指导，以节省防护用品和避免交叉感染。

三、评估

评估和监测应贯穿整个呼吸康复治疗的始终。患者是否需要进行呼吸康复、康复介入的时机及终止的时机等需要对患者进行详细的评估后进行。

四、个性化

无论患者采用何种方式进行呼吸康复介入，都应遵循个性化原则，尤其是重症、高龄及存在多种基础疾病的患者。

第2节　住院患者的康复治疗

一、康复目标

新型冠状病毒肺炎患者的康复目标包括：①优化肺泡通气；②优化肺容量和肺活量；③优化通气/灌注比；④促进纤毛的运输；⑤减少呼吸的阻力；⑥减少

心脏的负荷；⑦提高有氧运动耐量和氧气运输的效率；⑧提高身体耐力和运动耐量；⑨提高整体肌肉耐量和由此产生的外周对氧的利用；⑩最大限度提高患者的生活质量、整体健康及生理储备容量。

二、轻型及普通型患者的康复治疗

（一）气道廓清技术及咳嗽

在患者咳嗽较弱、有肺炎的影像学改变及气道分泌物滞留时，可行气道廓清术，但需要注意气溶胶播散的风险。咳嗽、咳痰时，患者应将头转向一侧，用塑料袋盖口，然后处理塑料袋并保持手卫生。物理治疗师应尽量站在距离患者2 m远的位置或站在患者咳嗽飞沫波及的区域以外。

1.主动呼吸循环技术

（1）呼吸控制技术：患者取舒适体位，放松胸部和肩部，平静呼吸，并尽可能学会腹式呼吸，即双手分别置于胸腹部，经鼻吸气、经口呼气，吸气时胸廓不动、腹部隆起顶向手掌，呼气时腹部下陷。

（2）胸廓扩张技术：将双手分别置于胸廓两侧，经鼻深吸气，吸气时候胸廓向两侧扩张，最大吸气末屏气3秒，再经口缓慢呼气，呼气时候胸廓缩小。重复3次。

（3）呵气技术：患者经鼻深吸一口气，嘴巴张开呈“O”形，腹肌用力收缩，然后快速哈气，重复1～2次。注意训练时应用密闭的塑料袋遮挡痰液。

注意：每次主动循环呼吸中，训练步骤主要按呼吸控制技术→胸廓扩张技术→呼吸控制技术→呵气技术→呼吸控制技术顺序循环。

2.体位训练/重力辅助引流技术 患者取坐位，身体前倾，上肢支撑在桌面上或腿上，放松肩部和颈部肌肉，有利于放松呼吸及排痰。当有痰液潴留时，患者可根据情况选择合适的引流体位。

（二）胸廓柔韧性训练

胸廓柔韧性训练可改善胸廓柔韧性、增加胸廓活动度，从而改善呼吸功能。

1.站立姿势下，患者面向墙角，双足与肩同宽，双臂外展、外旋，屈肘90°，双手分别扶两侧墙壁，身体向前倾，做扩胸动作以牵拉胸大肌、扩张胸廓，持续10～30秒。训练时保持正常呼吸。

2.站立姿势下，双足与肩同宽，一手叉腰，另一手向上举，身体侧屈。侧屈吸气，回正呼气。两侧交替进行，每侧重复10次。

3.站立姿势下，双足与肩同宽，双臂屈肘平举，与肩同高，进行两侧旋转。

旋转吸气，转回呼气。每侧重复10次。

（三）有氧运动

有氧运动可增强机体的有氧代谢能力和运动耐力，改善心肺功能和日常生活活动能力，提高生活质量。

1.运动方式 患者可选择踏步、康复健肺八段操、理气健肺导引术及五式太极等。

2.运动时间 患者应根据自己的体能状态决定运动时间，每次15～45分钟。

3.运动强度 以患者的主观感受为主，可以参考Borg呼吸困难评分量表，保持分数在3分及以下。运动中如果出现血氧饱和度低，应给予吸氧，保持血氧饱和度在90%以上。

4.运动频率 为每日1次，每周3～4次。

5.注意事项 ①疾病进展阶段不宜进行呼吸康复。②运动中出现胸闷、气促、头痛、头晕、视物不清、心悸及大汗等应停止运动。③运动中出现血氧饱和度下降，吸氧后仍不能改善，且血氧饱和度＜90%，应停止运动。④其他不适合运动的情况。

三、重型及危重型患者的康复治疗

重型及危重型患者在康复介入前需要进行全面评估，并做好充分的准备。活动风险低的患者应尽早开始康复介入，活动风险高的患者应进行每日复评直到风险降低。在康复的过程中，如果有患者发生不良事件，应及时终止康复介入并向主管医生汇报。

康复干预的措施具体如下。

（一）体位管理

体位管理在重型患者的康复中极为重要。治疗性体位摆放可有效增加肺容量、改善通气血流比值、优化呼吸力学及促进气道分泌物清除。呼吸康复治疗需在临床治疗团队共同讨论后针对性选择改善患者症状的体位，如直立位、侧卧位、俯卧位或床头摇高等。急性呼吸窘迫综合征患者需保持俯卧位＞12小时以改善通气血流比值和促进背塌陷的肺泡扩张。

（二）气道廓清技术及咳嗽

在气道分泌物增多时，患者应积极行气道廓清及咳嗽，但需要注意可能存在气溶胶播散的风险。

1. 徒手技术

（1）呼气振动：指导患者在适当的体位引流姿势下进行深呼吸，通过上肢轻柔而平稳的共同收缩来震动胸壁，在吸气末开始，直到胸廓下沉。

（2）叩拍：是一种清除气道分泌物的传统方法。在涉及的肺段部分，治疗者双手呈杯状对胸部做有节律的叩拍，以便分泌物可以通过吸气或呼气而被清除。同时使用体位引流可以增加叩拍的效果，也可以在主动呼吸循环技术期间使用叩拍。

（3）徒手辅助咳嗽：包括肋膈肌辅助、腹部推力辅助、前胸按压辅助及反向旋转辅助等，也可教导患者采用自我辅助的方法。

2. 呼气正压设备和振荡呼气正压设备 呼气正压设备包括一个单向呼吸阀和可调节的呼气阻力，可产生一个作用力使气道在呼气期间开放。国内比较常用的振荡呼气正压设备有进口的Acapella和国产的舜清等。Acapella包括一个连接到主体的口件，利用配重平衡塞和磁铁产生振荡气流，另一端的刻度盘显示呼气阻力。舜清是国内拥有自主专利的呼吸训练器，通过配重感和磁铁组成的插件，在呼气时保持正压力，并产生有节律的低频震动。舜清可产生25 Hz的震动，与气管内皮的柱状细胞纤毛的摆动频率一样，且震动方向一致，可增强黏膜纤毛的清除功能。舜清产生的呼气正压力使肺泡内压力上升，可减少肺泡的闭合，减少CO_2潴留，增加肺的通气量。使用呼气正压设备时，患者取合适的体位，含住口件，用正常的呼吸频率主动呼气10～15次后将口件移开，患者做咳嗽动作咳出已松动的分泌物。呼气正压设备应用方便，且单人单用，不易产生交叉感染的风险。

3. 徒手过度通气 将患者置于体位引流的位置，操作者用一个手动充气袋帮助患者通过缓慢的深吸气来使肺膨胀，短暂停留后，快速释放充气袋使患者加速呼出。另一位操作者可配合吸痰或在患者呼吸开始时用摇动或震动来清除患者的气道分泌物。该技术用于促进气道分泌物的清除，并使肺部塌陷的区域膨胀。

4. 经鼻或经口气道抽吸 对于应用呼吸机或人工气道的患者，仍需行气道抽吸来清除痰液，推荐封闭式吸痰减少气溶胶的播散风险。

（三）活动

长期卧床、机械通气等可增加患者发生获得性虚弱、膈肌无力的风险。ICU中，多达80%的患者可出现某种形式的神经肌肉功能障碍，称为ICU获得性肌无力，其与更长时间的机械通气和住院时间有关，同时幸存者伴随更大的功能损害。膈肌无力被认为是呼吸机诱导的膈肌不活动继发的失用和全身性炎症（包括脓毒血症）作用的结果。这种重症获得性膈肌功能障碍因肺损伤及体液超载而增加呼吸负荷和呼吸泵的代偿能力，导致持续的呼吸衰竭，进而导致死亡，与发病率和病死率的增加有关。ICU内机械通气患者早期活动可改善躯体功能的独立性，减少ICU内谵妄，缩短机械通气时间、留住ICU时间和住院时间，改善6分钟步行距离、健康调查简表（the MOS item short from health survey，SF-36）的身体功能评分及肌肉力量等。

《成人机械通气重症患者主动活动安全标准的专家共识和推荐》将成人机械通气重症患者根据病情分为低危、潜在危险和显著危险，指导相应的床上或离床活动。早期活动是重症康复治疗的核心部分，如果患者不能听从指令并主动参与活动（如RASS＜－1分），可进行被动活动。如果患者能够主动活动，物理治疗师可进行功能评估，包括坐姿平衡评估和力量评估。如果患者的下肢力量不能达到正常状态的3/5或不能进行无支撑的安全坐位平衡，则开始第一阶段活动。第一阶段活动包括坐姿平衡再训练（如从床或椅子上回到中线）、力量训练和（或）斜床训练。如果患者能在2人的帮助下站立，则进入主动负重阶段，患者可能需要使用步态辅助设备（如前臂支撑架）进行坐站训练、原地踏步及离床运动等活动。

患者在床上、坐位下、站立位下都可主动进行康复健肺八段操。康复健肺八段操融合了西医的本体感觉神经肌肉易化技术与中医的八段锦，使用上肢模式来促进部分肋骨开放，使用通气－活动策略来促进整个胸廓的打开，从而改善肺通气功能。同时，康复健肺八段操包括上下肢各个大肌群的运动，可作为有氧运动起到锻炼心肺的作用。康复健肺八段操分为卧位、坐位、站立位版本，重症患者在病房中可通过康复医生的亲自示范或视频进行学习及练习。

第3节　出院患者的康复治疗

一、康复目标

新型冠状病毒肺炎出院患者的康复目标为改善呼吸困难症状和功能障碍，减少并发症，缓解焦虑、抑郁情绪，降低致残率，最大限度恢复日常生活活动能力，提高生活质量。

二、轻型及普通型出院患者的康复治疗

多数轻型及普通型患者肺功能损害轻微或无持续残留的肺功能问题，且住院时间较短，产生身体功能障碍的可能性较小，此类患者出院后的康复目标主要以恢复身体功能和心理调适为主。此类患者可选择步行、慢跑等有氧运动，亦可选

择康复健肺八段操、理气健肺导引术及五式太极等进行康复治疗。

三、重型及危重型出院患者的康复治疗及呼吸康复干预措施

重型及危重型患者即使出院后仍有可能存在呼吸功能、日常生活活动能力、心理、营养、社会参与能力等障碍，需要制订长期的循序渐进的个性化呼吸康复计划。

（一）患者教育

康复医生可通过网络平台（如微信公众号等）或宣传册等方式，个体化科学普及和宣传教育新型冠状病毒肺炎的相关知识、自我锻炼技能、运动注意事项、营养计划及心理治疗，增强患者对自身疾病的认识和自我管理能力，促进自我效能感。康复医生应给予患者高热量、高脂肪、高蛋白、高维生素、低碳水化合物的饮食，让患者少食多餐；还可通过支持心理治疗、认知行为治疗、放松疗法及音乐疗法等缓解患者出现的焦虑、抑郁等不良情绪；鼓励并教育患者保持长期有规律的锻炼、健康饮食、学会呼吸控制技术及在日常活动中应用节能策略。

（二）呼吸训练

如果重型及危重型患者在出院后存在气促、喘憋及排痰困难等症状，应在治疗的基础上针对性安排以下训练。

1.呼吸控制训练 目的是重建患者的生理呼吸模式，有效减少呼吸做功。患者取舒适体位，放松胸部和肩部，平静呼吸，经鼻缓慢吸气，经口缓慢呼气，尽量用下胸部扩张呼吸。患者合并慢性阻塞性肺疾病或疲劳时，可以在呼气时缩唇，适当延长呼气时间。

2.胸廓扩张训练 患者做加强胸廓的运动有助于肺组织膨胀、增加肺容量、促进末端支气管分泌物的排出及改善通气。训练时，患者将双手分别置于胸廓两侧，经鼻深吸气，吸气时胸廓向两侧扩张，最大吸气末屏气3秒，再经口缓慢呼气，呼气时候胸廓缩小。每日3～5次，每次6～10组。

3.吸气肌训练 如果患者存在吸气肌功能障碍，建议进行吸气肌训练，增加呼吸肌的肌力和耐力，有助于改善呼吸困难和呼吸肌疲劳感。患者可使用抗阻呼吸器进行训练，采用30%～50%最大吸气压负荷，每周7次，每次30吸，每吸间隔时间不少于6秒。

4.气道廓清及咳嗽 若患者出院后仍有较多气道分泌物，可进行气道廓清辅助排出痰液。患者可通过呵气技术来降低呼吸肌做功、提高排痰效率。患者训练时，经鼻深吸一口气，嘴巴张开呈“O”形，腹肌用力收缩，然后快速哈气，重

复2次后休息，注意训练时应用密闭的塑料袋遮挡痰液，亦可应用呼气正压设备、振荡呼吸正压设备辅助排痰。

(三)运动处方

1.运动方式 主要分为有氧运动和抗阻运动2种类型。有氧运动包括康复健肺八段操、理气健肺导引术及五式太极等。抗阻运动包括使用弹力带、哑铃等训练主要肌肉，还包括对抗身体重力的功能性活动。运动中要结合呼吸控制，有利于缓解呼吸困难、增加运动耐受性。

2.运动强度 常使用Borg呼吸困难评分量表2～3分或主观用力程度（rate of perceived exertion，RPE）11～13作为主观指导，或靶心率大致控制在（170－年龄）至（180－年龄）。

3.运动时间 患者做有氧运动时，通常建议进行20～60分钟，实际应个体化。若采用间歇运动形式，则计算累计的运动时间。进行抗阻训练时，每个动作重复8～12次为1组，2～3组为1次训练，每组完成后可休息几分钟。

4.运动频率 通常建议患者每周进行有氧运动3～5次。抗阻训练推荐为每周2～3次或隔日1次。患者运动时应监测是否有呼吸困难、不适当的呼吸模式（深度和频率），以及血氧饱和度、心率和血压。对于合并心脏功能障碍的患者，需要监测心电图。

5.注意事项

（1）禁忌证：患者安静时出现下列任一情况，禁止上述治疗。①心率＞100次/分；②血压＜90/60 mmHg、＞140/90 mmHg或血压波动超过基线20 mmHg；③血氧饱和度＜95%；④有头晕、头痛等不适症状。

（2）运动中出现明显的呼吸困难且休息时不能缓解，以及胸闷、心悸、胸痛、剧烈咳嗽、头晕、头痛及大汗等任何一个不适症状，应立即停止。

（3）高龄或合并其他高危疾病的患者治疗前应与专科医生或物理治疗师咨询。

(四)日常生活活动能力的训练

针对日常生活活动能力的训练主要指进行能量节约的技巧训练，使每日生活中最常见的活动实现能量最优化。物理治疗师可以教会患者以何种方式进行每日的活动可以减轻呼吸困难和乏力，从而恢复他们最大的功能和独立性。

(五)心理干预

新型冠状病毒肺炎疫情下，不同人群可能产生各种各样的心理问题，但有许多共同点。有证据表明，心理治疗能有效减轻创伤后应激障碍、抑郁及焦虑等心理问题的症状。因此，通过心理治疗，患者能正确认识新型冠状病毒肺炎，减轻恐惧，重建信心，发挥自身的能力和潜力，恢复心理平衡。心理治疗方法包括支持心理治疗、认知行为治疗、放松疗法及音乐疗法等。在实际工作中，无论是"线上治疗"还是"线下治疗"，心理医生应根据患者的具体情况进行心理干预。

1. 支持性心理治疗 心理医生通过劝导、启发、鼓励、支持及说服等方法，在语言、行为上支持患者，向患者表达同理心和尊重。

2. 认知行为治疗 其主要针对不合理认知导致的心理问题。患者通过认知重构、心理应对及解决问题等方式达到矫正并适应不良情绪和行为的目的。应用于创伤后应激障碍的认知行为治疗有心理卫生教育、暴露法、认知重建及焦虑管理训练，在心理治疗中常用。

3. 放松疗法 该方法是一种自我主动调整的方法。患者通过反复练习，让自己能有意识地控制生理、心理过程，增强机体的适应性，有效缓解恐慌、紧张、焦虑及抑郁等情绪，改善睡眠质量，减少疼痛，增强自信心。当患者情绪非常紧张或恐慌时，可以进行呼吸放松、肌肉放松及冥想等训练，这些训练方法可以在网络上免费下载。

4. 音乐疗法 轻柔、舒缓的音乐可使患者交感神经的兴奋性降低，焦虑情绪和应激反应得以缓解，促使患者处于放松状态。

（六）营养支持

医生应尽可能根据患者病情的轻重或具体情况，给予个体化饮食，保证患者摄入充足的能量、蛋白质、维生素及水分等。详细的膳食指导建议见《新型冠状病毒感染的肺炎防治营养膳食指导》《中国居民膳食指南》。

（七）认知功能、吞咽功能训练

合并认知功能、吞咽功能障碍的患者，应请相关治疗师进行训练。

第5章

康复健肺训练

第1节 八段锦与肺康复

2019年底，新型冠状病毒肺炎突如其来，给人们的生命安全和身体健康带来了重大危害。中医学将新型冠状病毒肺炎这类传染性强的特殊疫病归于广义的“外感热病”范畴，其病理不仅反映了外部病原体的侵袭，还反映了肺、脾、肾的功能紊乱。新型冠状病毒肺炎患者常出现呼吸困难和活动受限，并陷入呼吸困难一活动受限的恶性循环。少数重型患者由于救治时间较长、卧床过久、缺乏活动，容易发生压疮、下肢静脉血栓、直立性（体位性）低血压、肌肉萎缩及骨质疏松等并发症；此外，呼吸系统、心血管系统乃至全身功能的恢复也受到影响。

运动训练是肺康复的重要组成部分，已被证明可以改善新型冠状病毒肺炎患者的呼吸困难、提升健康状况及减少医疗措施的使用。八段锦是基于中医学的一种传统导引健身的功法，具有运动训练类似的组成部分，如四肢运动、冥想和呼吸控制。近几十年来，八段锦已被广泛用于预防和改善各年龄段患者的慢性病，包括糖尿病、脑卒中、冠心病等。由于八段锦较少受到时间、空间、场所的限制，故特别适合那些活动空间有限的居家患者。

八段锦也属于气功的一种。根据中医学的说法，“气”是指沿着人体内经络运行的非物质能量，而“功”是指有规律的练习。气的自由流动对健康至关重要，而气的流动受阻则会导致疾病。气功的练习通常是身体练习和心理练习的结合，强调：①集中注意力；②呼吸与动作协调；③端正姿势，特别是脊柱；④以有节奏的顺序和恒定的速度交错进行肌肉的收缩和放松；⑤进行日常活动中不常用的肌肉活动。在现代，八段锦在内容和名称上均有所改进，整套功法在传统8个动作的基础上，增加了预备势和收势，变得更加完善和规范，符合人体的运动规律，便于掌握和练习。八段锦的8个招式：两手托天理三焦，左右开弓似射雕，调理脾胃须单举，五劳七伤向后瞧，摇头摆尾去心火，两手攀足固肾腰，握拳怒目增力气，背部七颠百病消。八段锦涵盖了现代肺康复中的运动训练、呼吸训练及心理康复等多个环节，符合肺康复的基本要求。越来越多的研究证明，八段锦在防治疾病方面具有独特的疗效。Liu XD等已通过随机对照研究证实了练习八段锦可改善肺部疾病患者的肺功能。还有多项研究表明，肺部疾病患者在稳定期规范化药物治疗的基础上练习八段锦，能有效缓解症状。

目前的证据表明，运动训练的抗炎作用可能是多种因素相互作用的结果，如运动的类型、强度及呼吸时间等。八段锦是一种重复的低强度有氧运动，练习八段锦可上调IL-6等，促进系统炎症反应的调节。练习八段锦，每周应不少于5次，每次可练习1～2遍，包括准备活动和结束之前的整理运动，每次练习以30～40分钟为宜；若身体状况不允许，可以每日练习1～2次，每次练习15～30分钟。

一些随机对照研究显示，八段锦可改善肺部疾病患者的生活质量。练习八段锦时，人体缓慢呼吸，对迷走神经张力产生下行调节作用，并促进气体交换；肌肉收缩与缓慢呼吸相配合，促进静脉血液通过呼吸肌泵机制从周围血管回流到心脏；冥想涉及内在的注意力集中，会产生特定的脑电波，使得情绪变得积极，免疫功能得以改善。

综上所述，八段锦可改善肺部疾病患者的临床症状，提高患者的免疫力及生活质量，故适宜在新型冠状病毒肺炎患者中推广。此外，八段锦属于较为缓和的运动方式，兼具预防和治疗新型冠状病毒肺炎的作用，一般人群也可练习。

第2节　本体感觉神经肌肉易化技术与肺康复

一、本体感觉神经肌肉易化技术简介

本体感觉神经肌肉易化（proprioceptive neuromuscular facilitation，PNF）技术由美国神经生理学家Herman Kabat于20世纪40年代创立，最早用于脊髓灰质炎的康复治疗。随着不断的发展和完善，PNF技术现已成为神经、肌肉、骨骼疾病的重要康复治疗手段。PNF技术的理论依据为基于刺激本体感受器来促进神经肌肉系统的反应。PNF技术的核心理念基础是所有人包括残疾人都具有尚未被利用的潜能。因此，PNF技术应具有以下基本原则：①PNF技术的每一种治疗是针对整个人，而不是某一个特殊问题或身体的某一部位；②治疗方法是积极的，加强并使用患者躯体、心理水平上能做到的活动；③治疗的主要目的是帮助患者能达到功能的最高水平。

PNF技术以发育和神经生理学原理为基础，强调整体运动而不是单一肌肉的活动，其特征是躯干和肢体的螺旋和对角线运动模式，类似于日常活动中的功能活动，其正常的运动节律为远端部分（手、腕、足和踝）首先全范围活动并维持相应的位置，紧接着躯体的其他部分活动并完成整个运动，旋转是运动的关键部分，且应始终予以抗阻。PNF技术的具体操作基于以下神经学原理：后续效应、空间和时间的总和、扩散、连续诱导及神经交互支配。物理治疗师可通过添加合适阻力、手

法接触、言语指令、视觉、挤压和牵引对患者进行本体感觉刺激，促进神经、肌肉的反应。除基本手法操作外，PNF技术还有其他特殊操作，如节律启动、等张组合、拮抗肌逆转、重复牵张、收缩－放松及保持－放松等，可通过对肌群进行促进、抑制、增强或放松来改善功能性活动。PNF技术的特定运动模式是3个平面的组合运动，包括矢状面的屈曲和伸展、冠状面的内收和外展及水平面的旋转。

PNF技术目前被广泛应用于神经、肌肉、骨骼疾病患者的康复治疗。PNF技术中运用最广泛的是牵伸，其已作为主要的治疗方法用于改善关节的活动度及运动损伤后的肌肉功能恢复。此外，PNF技术的特定本体感觉刺激及特殊的螺旋和对角线运动模式也广泛运用于神经受损患者的康复治疗，效果也得到了验证。PNF技术作为一种经典的康复治疗手段运用于神经、肌肉、骨骼疾病已得到广泛认可，但目前关于PNF技术运用于肺康复及新型冠状病毒肺炎患者的康复治疗还需要进一步探讨。

二、本体感觉神经肌肉易化技术与肺功能

新型冠状病毒是一种具有高度传染性、主要影响下呼吸道的病毒，感染人群主要表现为发热、咳嗽、疲乏和气短等症状。据报道，新型冠状病毒肺炎重型患者在ICU治疗时需要长时间通气支持，这可能造成患者长期制动和呼吸肌失用，导致肺通气功能和日常活动受限，这类患者在出院后，肺康复的需求将大大增加。因此，找到一种能够用于新型冠状病毒肺炎患者且简单、高效的肺康复方法十分重要。

尽管一些国外的研究证实PNF技术能够提高肺功能，但我国将PNF技术用于肺康复尝试得不多，并且这方面的研究也十分匮乏。因此，总结国外PNF技术在肺康复中的使用，并尝试将其用于新型冠状病毒肺炎患者的肺康复十分有必要。

目前的研究发现，PNF技术可改善异常呼吸模式、提高呼吸肌肌力和肺通气功能。

（一）改善异常呼吸模式

Rajiv S等发现ICU内行机械通气的患者运用PNF技术训练膈肌、肋间肌和胸大肌后，可使浅快的呼吸速率变慢、潮气量增加，这有助于减少患者对机械通气的依赖，减少长期机械通气带来的并发症。Rajiv S等指出其原理可能为PNF技术刺激或放松肌肉和高尔基腱器官，在肌肉－肌腱联合处迅速产生作用。Lucyna S等的研究利用PNF技术在患者呼气末时牵伸刺激膈肌和肋间肌，同时使用肌电图监测腹外斜肌、胸锁乳突肌、胸大肌、前锯肌这些辅助呼吸肌的电位变化。结果发现，使用PNF技术牵伸膈肌和肋间肌后，辅助呼吸肌的肌电图信号显著下降；辅助呼吸肌在平静呼吸时参与减少，有助于减少呼吸做功和提升呼吸储备，使呼吸模式正常化。

（二）提高呼吸肌肌力和肺通气功能

Kim BR等利用PNF技术的上下肢、躯干模式并配合稳定逆转和等张组合训练慢性下背痛患者的腹肌，结果发现训练后患者的FEV1较训练前显著提高。因此认为，PNF技术反复引起慢性下背痛患者腹肌肌群的收缩，促进了腹肌形成运动控制和运动学习，从而使腹肌控制能力增加和肺通气功能改善。Areas G等探究了PNF技术的上肢模式结合弹力带训练对呼吸肌的影响，并以最大吸气压和最大呼气压作为测量指标，结果发现这种训练方式能显著提高试验对象的最大吸气压和最大呼气压。Areas G等指出，尽管PNF技术的上肢模式没有直接作用于呼吸肌，但是通过扩散原理也可间接激活相邻的辅助呼吸肌，如胸大肌、前锯肌等，这可能是呼吸功能改善的潜在原因。但需要指出的是，Areas G等进行的研究的试验对象是健康人群，故结果是否适用于心肺功能异常的人群还需要进一步探究。Putt和Paratz发现，PNF技术可改善胸廓活动度，进而提高肺通气功能。

三、本体感觉神经肌肉易化技术与整体功能

尽管新型冠状病毒肺炎患者的临床症状主要表现为呼吸系统症状，但是有研究表明，新型冠状病毒不仅只感染呼吸系统，可能同时影响神经系统、泌尿系统等多个系统。临床发现，30%以上的新型冠状病毒肺炎患者有神经症状，这一比例在重型患者中更高。因此，十分有必要对出现神经功能异常的新型冠状病毒肺炎患者进行康复治疗。目前，PNF技术已广泛应用于神经疾病患者的康复治疗中，且其改善运动功能的作用已得到证据支持。因此，能否将PNF技术应用于新型冠状病毒肺炎合并神经症状患者的康复治疗值得进一步探讨。

平衡功能作为评估脑卒中患者预后的重要指标，也是脑卒中患者恢复正常运动功能的基础。充分的临床研究证据表明，PNF技术能够显著改善脑卒中患者的平衡功能。Dildip K等对比了PNF技术的骨盆运动模式和常规物理治疗对脑卒中患者平衡功能的影响，使用躯干平衡功能量表（trunk impairment scale，TIS）作为平衡功能的评估指标。结果发现，经过4周的训练后，PNF试验组在平衡功能上有显著提高，且PNF技术的骨盆运动模式相比于常规物理治疗，平衡功能提升得更加明显。Hwangbao PN等探究了PNF技术的颈部运动模式对慢性脑卒中患者平衡功能的改善作用，并以传统的康复训练作为对照组。结果发现，PNF技术的颈部运动模式能显著提高患者的静态坐位平衡和动态坐位平衡。PNF技术能改善神经疾病患者的平衡功能可能与通过刺激本体感觉功能来促进肌肉的恢复有关。神经受损后可造成感觉、运动和认知系统的功能障碍，这是患者出现平衡功能障碍的主要因素。PNF技术可利用手法接触、反复牵伸等方法刺激患者的本体感受器，通过感觉传入更好地

促进肌肉的收缩与恢复。同时，PNF技术特有的螺旋和对角线运动模式可调动四肢和躯干不同收缩方向的肌肉，促进运动功能恢复。此外，有研究发现，相较于单一的水平面运动，对角线运动模式可能使脑组织的皮质部分有更大的神经可塑变化，这为PNF技术运用于神经疾病患者的康复治疗提供理论支持。

PNF技术作为基础的神经康复方法已在临床上普遍应用，但是将其用于新型冠状病毒肺炎合并神经疾病患者的康复治疗还没有循证证据支持。尽管如此，由于都是神经系统受损引起的功能障碍，症状具有相似性，故可考虑将PNF技术作为新型冠状病毒肺炎合并神经疾病患者的康复治疗来减少运动功能障碍。

综上所述，目前的临床研究支持PNF技术可用于肺康复和神经康复，能帮助患者提升肺功能、整体功能及解决由神经系统损伤引起的运动功能障碍。理论依据支持PNF技术可用于新型冠状病毒肺炎患者的肺康复和神经功能康复，但还需要临床研究证实其作用。

第3节　膈式呼吸与肺康复

通过膈肌收缩进行的呼吸称为膈式呼吸（又称腹式呼吸），膈式呼吸是正常的呼吸模式。膈式呼吸可以促进肺功能，提高躯干稳定性。新型冠状病毒肺炎作为主要累及肺的新型传染性疾病，患者可能出现不同程度的呼吸功能障碍，需要积极进行肺康复。膈式呼吸可能在其中起积极作用。

一、膈式呼吸训练的方法

进行膈式呼吸训练时，患者的姿势宜舒适且允许胸腹有自由活动的空间。患者可一手置于胸前，一手置于腹部；吸气时，横膈下降、腹部突出；吐气时，腹部略下沉。物理治疗师应教会患者在仰卧位、坐位及直立位等体位或行走、爬楼梯及其他功能活动时都掌握膈式呼吸。

二、膈式呼吸训练的作用

（一）提升肺功能

一般认为，膈式呼吸可以缓解呼吸困难，减少呼吸做功和呼吸频率，改善肺通气及分布，增强氧合作用和潮气量。Yong MS等的研究发现，膈式呼吸训练前后肺活量和慢肺活量有显著差异。Lee HY的研究发现，自我膈式呼吸训练前后用力肺活量、1秒用力呼气容积、最大呼气流量、肺活量及吸气储备容量均有显著差异。Cancelliero G的研究纳入了15例慢性阻塞性肺疾病患者（COPD组）和15例健康人（健康组），采用呼吸诱导体积描记法分析自然呼吸、膈式呼吸、普拉提呼吸这3种呼吸方式的呼吸模式，并对时间、容积和胸腹协调性参数进行评估。结果发现，2组的呼吸容量、呼吸运动幅度和动脉血氧饱和度均增加，呼吸速率降低。

（二）调节情绪

膈式呼吸对情绪有调节作用。Chen YF等的研究发现，进行8周膈式呼吸训练后，实验组的Beck焦虑量表得分、外周温度、心率和呼吸频率均较对照组显著降低。Ma X等的研究将40例参与者随机分配到膈式呼吸干预组和对照组，膈式呼吸干预组接受了长达8周的20次强化膈式呼吸训练，使用了实时反馈设备，平均呼吸频率为4次/分，而对照组没有接受这种训练。所有参与者都完成了持续注意力和情感的前后测试。此外，2组试验前后还测定了唾液皮质醇浓度。结果发现，与基线相比，膈式呼吸干预组负面影响明显减少（情绪变得稳定、持续注意力显著增加、皮质醇水平显著降低）。

（三）改善平衡功能

膈式呼吸在一定程度上能改善平衡功能。Stephens RJ进行的一项为期8周的呼吸和平衡功能研究的结果显示，膈肌呼吸评分、单腿站立平衡和双腿站立平衡均有改善；在8周的研究中，单腿站立差错率的降低与参与者呼吸评分的改善有关。

（四）调节自主神经功能

Kulur AB的研究随机选取男性患者145例，其中单纯缺血性心脏病45例，缺血性心脏病合并糖尿病52例，缺血性心脏病合并糖尿病神经病变48例。结果显示，所有患者膈式呼吸训练3个月后心率变异性升高，依从性差的患者1年后心率变异性明显下降；规律的膈式呼吸训练也改善了这些患者的血糖指数，且显著改善了缺血性心脏病合并糖尿病患者的心率变异性，这种作用可能与膈式呼吸调节了自主神经功能有关。

（五）改善胃食管反流

Eherer AJ等的研究将19例无糜烂性食管炎或食管炎痊愈的患者随机分为2组，一组给予4周膈式呼吸训练（训练组），另一组作为对照组。结果显示，训练组的生活质量评分显著提高，对照组的生活质量无明显变化。在9个月的随访中，持续进行膈式呼吸训练的患者的生活质量评分和质子泵抑制药的使用显著下降，而未接受训练的患者无长期影响。因此认为，积极的膈式呼吸训练可以改善胃食管反流。Ong AM等对36例质子泵抑制药治疗无效或低效、嗳气、视觉模拟评分（visual analogue scale，VAS）6分以上的胃食管反流患者进行前瞻性研究，治疗组给予标准的膈式呼吸训练，并在基线、治疗刚结束时和治疗结束后4个月进行问卷调查。结果显示，治疗组经膈式呼吸训练后，有80%的患者明显减少了嗳气频率，胃食管反流症状明显减轻，生活质量评分显著升高，且这些变化在治疗后4个月仍持续。

（六）改善儿童排尿功能障碍

Zivkovic V的研究发现，膈式呼吸训练和盆底肌肉再训练配合标准尿路感染治疗，有利于改善儿童排尿功能障碍、尿失禁、夜尿、尿路感染和尿功能。

三、膈式呼吸训练对常见呼吸系统疾病的作用

（一）对哮喘的影响

Girodo M的研究将67例成人哮喘患者随机分配到膈式呼吸训练组、体育锻炼训练组或候补对照组，进行为期16周的干预。结果显示，膈式呼吸训练可显著减少药物使用和哮喘症状的强度；更重要的是，膈式呼吸训练也使患者身体活动的时间增加了近300%。但2个月后的随访发现，许多患者恢复了以前的药物治疗水平和久坐习惯。Prem V进行的一项系统综述报道了膈式呼吸训练对哮喘患者生活质量的短期影响和长期影响。结果发现，膈式呼吸训练可明显改善哮喘患者的生活质量（包括短期影响和长期影响）。

（二）对慢性阻塞性肺疾病的作用

Cahalin LP进行的一项系统综述分析了膈式呼吸训练对慢性阻塞性肺疾病的作用，并报道了膈式呼吸训练对慢性阻塞性肺疾病患者的有益影响和有害影响。结果发现，中重度慢性阻塞性肺疾病患者如果处于显著过度的通气状态，在接受膈式呼吸训练时没有足够的膈肌运动且增加了潮气量，可能不适合进行膈式呼吸训练；相反，对于呼吸速率升高、低潮气量或膈式呼吸训练期间潮气量增加、动脉血气异常但有足够的膈肌活动的慢性阻塞性肺疾病患者，进行膈式呼吸训练可能会有获益。在膈式呼吸训练期间或之后发现腹部出现异常呼吸模式、呼吸困难及疲劳恶化是修改或终止膈式呼吸训练的标准。慢性阻塞性肺疾病患者在膈式呼吸训练期间出现腹部矛盾运动，可从更直立的体位或躯干屈曲体位中获益。

四、膈式呼吸训练在新型冠状病毒肺炎中的应用

新型冠状病毒肺炎的病理结果与严重急性呼吸综合征（severe acute respiratory

syndrome，SARS）类似。SARS的肺功能损害主要为限制性通气障碍和弥散障碍。膈式呼吸训练可以缓解呼吸困难，减少呼吸做功和呼吸频率，改善肺通气及分布，增强氧合作用和潮气量。此外，新型冠状病毒肺炎重型患者多合并基础疾病（如高血压、糖尿病及慢性阻塞性肺疾病等），膈式呼吸训练对患者共存的基础疾病也有一定的治疗作用；重型患者长期卧床，可能存在呼吸肌肌力下降、平衡功能障碍等，膈式呼吸训练可改善患者的平衡功能。同时，新型冠状病毒肺炎患者常存在紧张、焦虑等情绪，膈式呼吸训练具有调节情绪的作用，可减轻患者的不良情绪。但目前仍无直接证据证明膈式呼吸训练对新型冠状病毒肺炎患者具有治疗作用，仍需进一步进行临床研究。

第4节　康复健肺八段操

因新型冠状病毒肺炎疫情的防控需要，福建医科大学附属第一医院结合中医传统功法八段锦和西医本体感觉神经肌肉易化技术的理念，设计了康复健肺八段操，适用于疫情期间的居家人群、隔离人群、新型冠状病毒肺炎疑似患者及轻型患者，通过肢体、躯干的螺旋和对角线运动模式改善躯体的柔韧性和肺功能，提高肌力和耐力，增强体质。同时，医务人员、警察等防疫人员因为长时间、高强度工作，也会出现全身肌肉酸痛的表现，康复健肺八段操也可帮助其放松肌肉、改善心身。

扫描二维码观看“康复健肺八段操”视频

为满足不同严重程度新型冠状病毒肺炎患者的康复需求，让由其他疾病引起心肺功能障碍的患者更好地进行康复健肺八段操，特别推出站立位版、仰卧位版和坐位版。

康复健肺八段操动作舒缓，8个动作为1组，建议每日做1～2次，每次做3～5组。个体锻炼时应酌情根据自身情况调整运动强度，锻炼过程中若有任何不适，应立即停止。

一、站立位版

预备式：丹田功（腹式呼吸）（图5-1）

动作顺序：取站立位，双足打开与肩同宽，叠掌腹前，目视前方，吸气腹部鼓起，呼气收小腹，绷腰，提肛。重复呼吸3次，休息片刻。

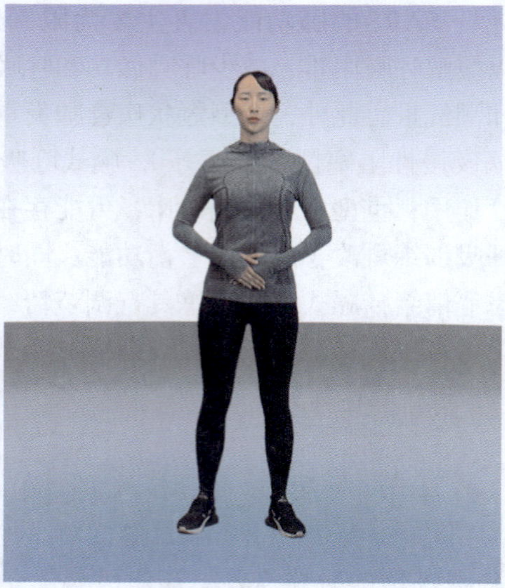

图5-1　站立位版：丹田功（腹式呼吸）

第1节：登高望远（图5-2）

动作顺序：取站立位，双足打开与肩同宽，双臂稍外展，双足缓慢踮起足尖，同时双手握拳，维持2秒后缓慢落足跟，双手缓慢打开。

呼吸要点：踮起握拳时呼气，缓慢落下时吸气。

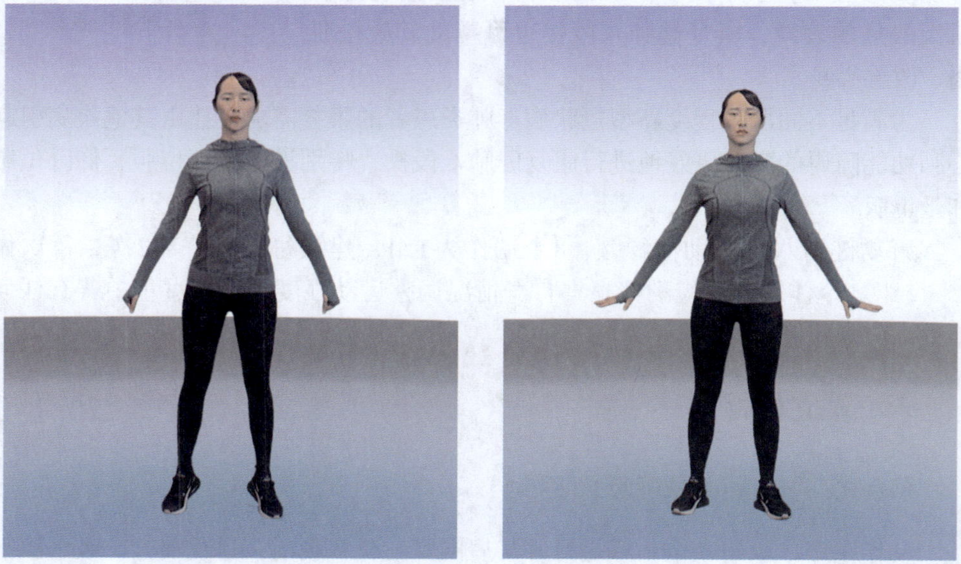

图5-2　站立位版：登高望远

第2节：如雷贯耳（图5-3）

动作顺序：取站立位，双足打开与肩同宽，双手交叉握拳，掌心朝内触耳，双手缓慢打开翻转，掌心朝外朝下回落。

呼吸要点：上举触耳时呼气，缓慢落下时吸气。

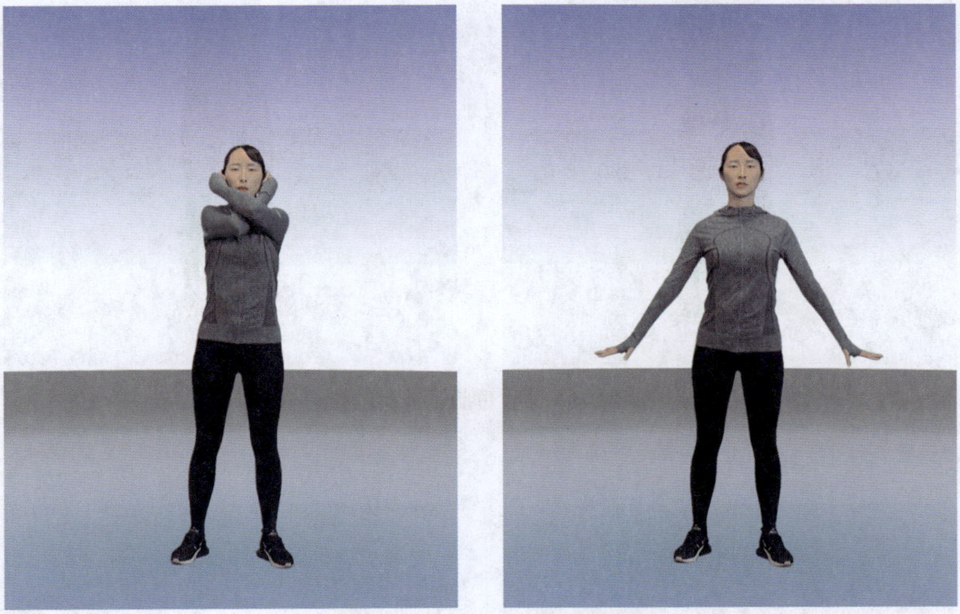

图5-3 站立位版：如雷贯耳

第3节：天女散花（图5-4）

动作顺序：取站立位，双足打开与肩同宽，双手交叉握拳置于腹前，掌心相对，缓慢向上向外打开，掌心朝上。

呼吸要点：双手交叉时呼气，缓慢上举时吸气。

第4节：仰天长啸（图5-5）

动作顺序：取站立位，双足打开与肩同宽，双腿1/4蹲，屁股后坐，弯腰、拱背、低头，双手交叉握拳置于膝关节前方，掌心相对，缓慢直立，双手向上、向外打开，躯干后仰，掌心朝上。

呼吸要点：下蹲弯腰时呼气，注意提肛；缓慢上举时吸气。

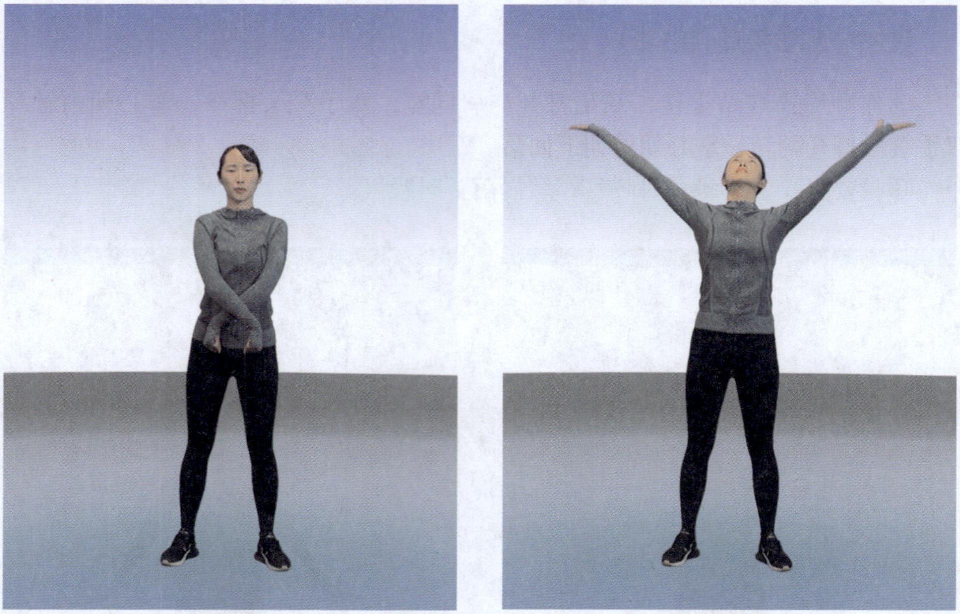

图 5-4　站立位版：天女散花

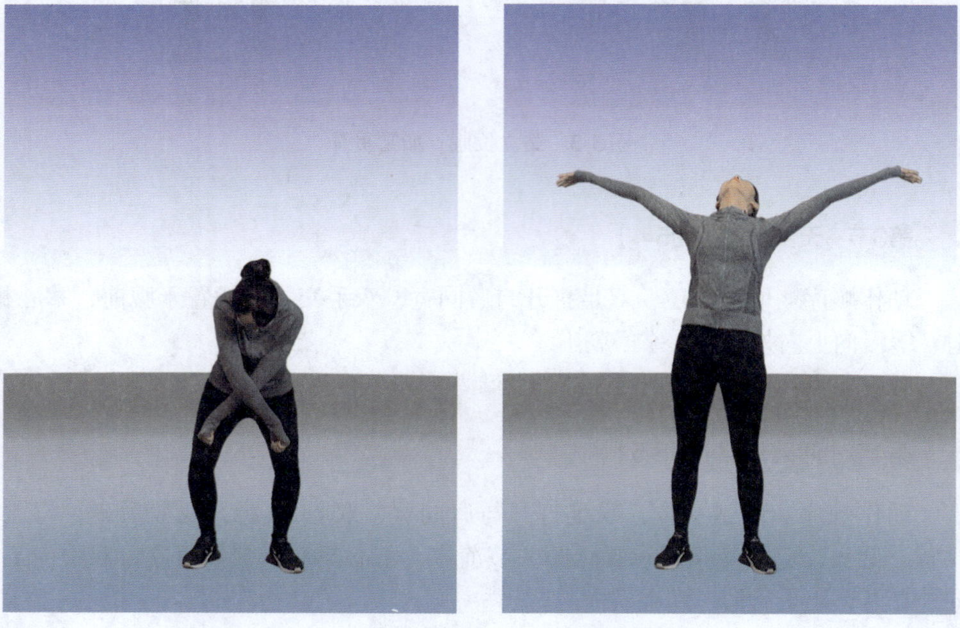

图 5-5　站立位版：仰天长啸

第5节：亮剑出鞘（图5-6）

动作顺序：取站立位，双足打开与肩同宽，一手叉腰，另一手握拳并弯腰，手背触碰对侧膝盖，躯干旋转，缓慢向上、向外打开，掌心朝上。对侧重复此动作。

呼吸要点：下蹲弯腰时呼气，注意提肛；缓慢上举时吸气。

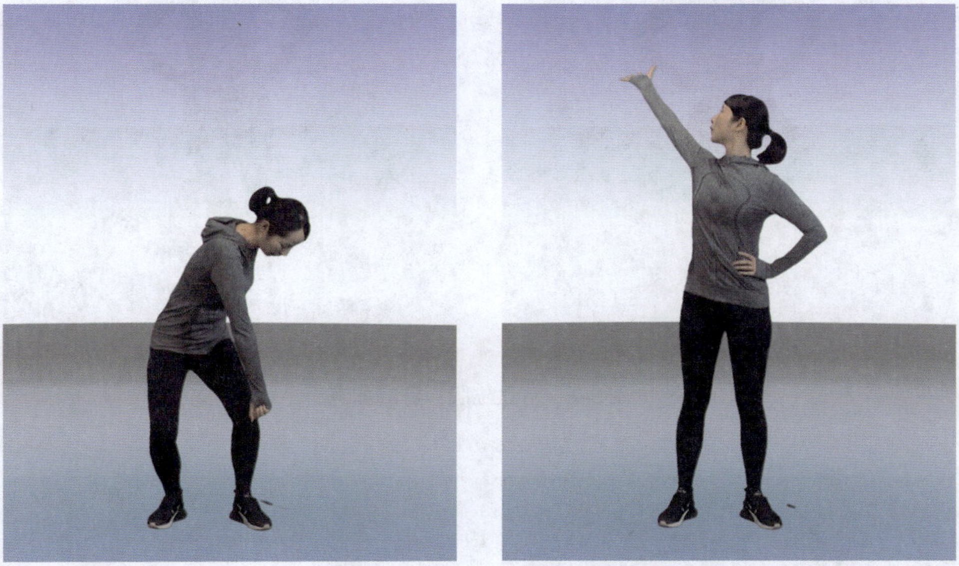

图5-6　站立位版：亮剑出鞘

第6节：身轻如燕（图5-7）

动作顺序：取站立位，双足打开与肩同宽，双手叉腰，一侧下肢抬起做踢毽子动作，足踝勾起绷紧，缓慢向后外侧伸直蹬腿，足尖点地。对侧重复此动作。

呼吸要点：抬腿时呼气，缓慢落下时吸气。

注意：老年人或平衡功能较差的人群可手扶支撑物完成上述动作。

第7节：返璞归真（图5-8）

动作顺序：取站立位，双足打开与肩同宽，双手叉腰，一侧大腿向外侧抬起，同时小腿和足踝向后外方勾起绷紧，缓慢向前、向内伸直蹬腿，足尖点地（超过中线）。对侧重复此动作。

呼吸要点：抬腿时呼气，缓慢落下时吸气。

注意：老年人或平衡功能较差的人群可手扶支撑物完成上述动作。

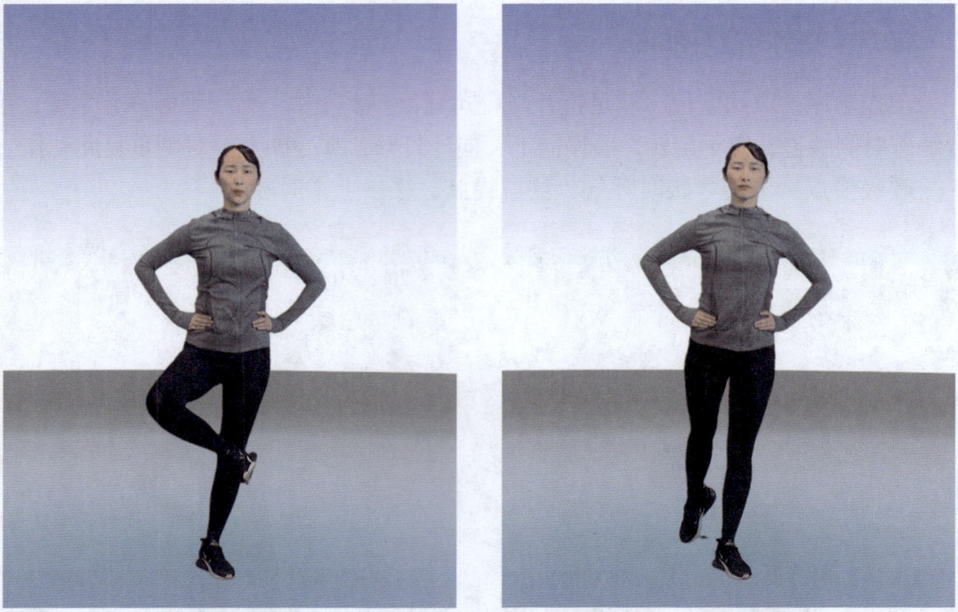

图 5-7　站立位版：身轻如燕

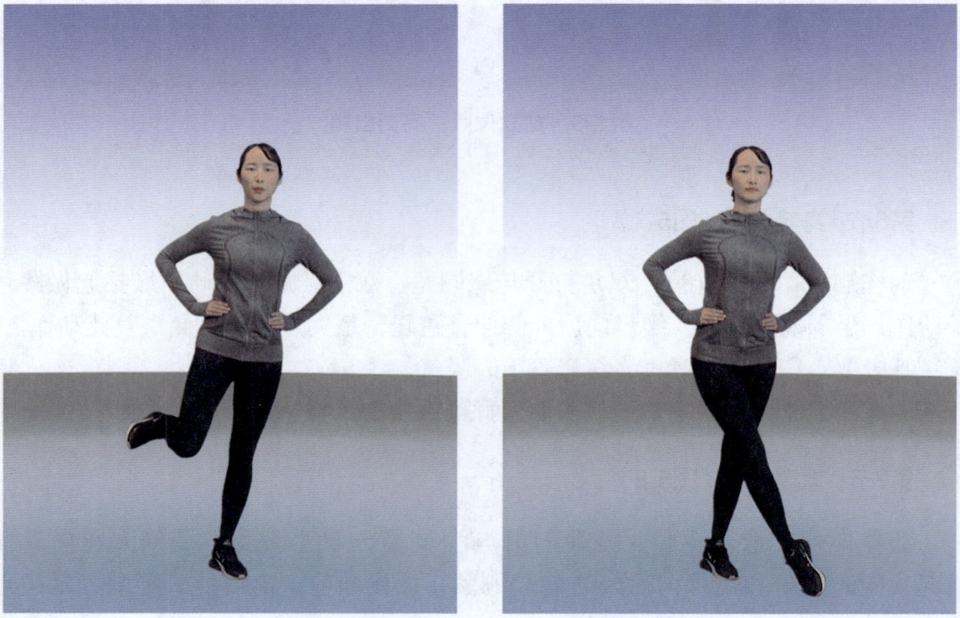

图 5-8　站立位版：返璞归真

第8节：昂首阔步（图5-9）

动作顺序：取站立位，双足打开，手臂自然放松，双下肢交替做高抬腿动作，躯干和头向对侧旋转，手臂随之自然摆动。

呼吸要点：旋转时吸气，回正时呼气。

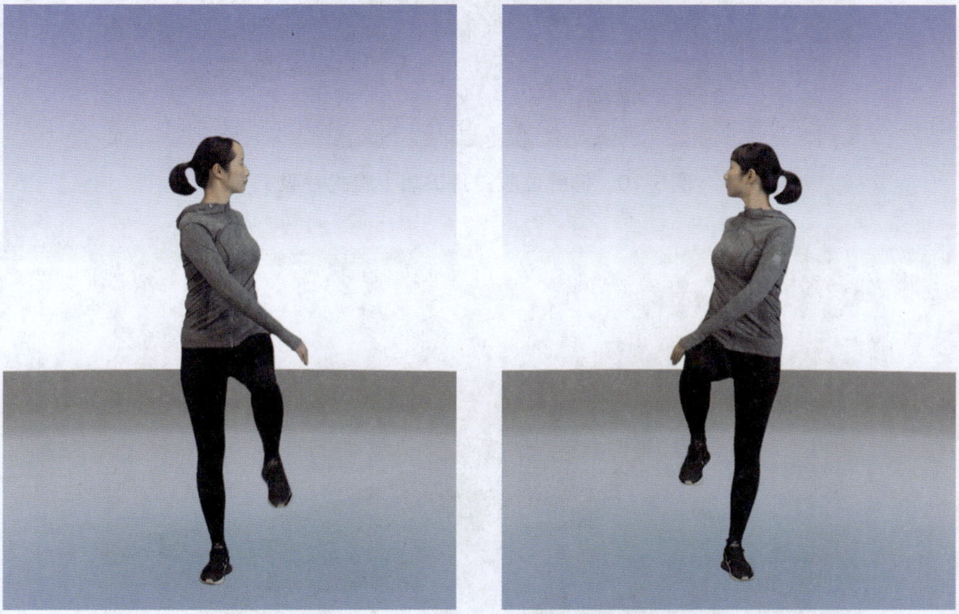

图5-9　站立位版：昂首阔步

二、仰卧位版

预备式：丹田功（腹式呼吸）（图5-10）

动作顺序：取仰卧位（或30°抬高），叠掌腹前，吸气腹部鼓起，呼气收小腹，绷腰，提肛，重复呼吸3次，休息片刻。

第1节：登高望远（图5-11）

动作顺序：取仰卧位（或30°抬高），双臂稍外展，双足放松伸直，双足缓慢用力压足尖，同时双手握拳，维持2秒后双手缓慢打开，双足放松。

呼吸要点：压足握拳时呼气，缓慢放松时吸气。

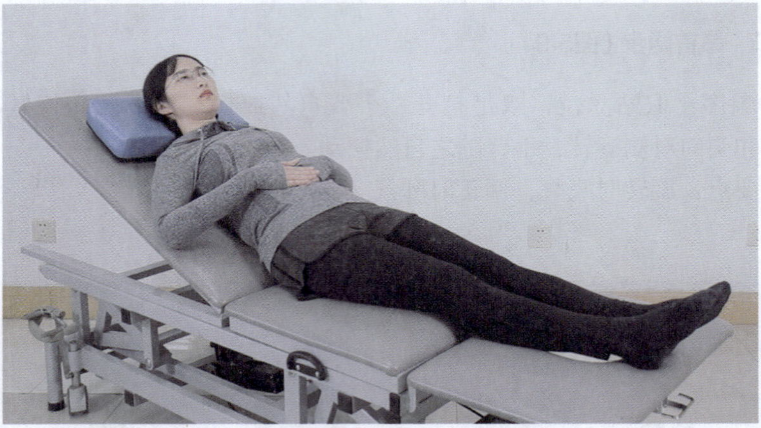

图5-10　仰卧位版：丹田功（腹式呼吸）

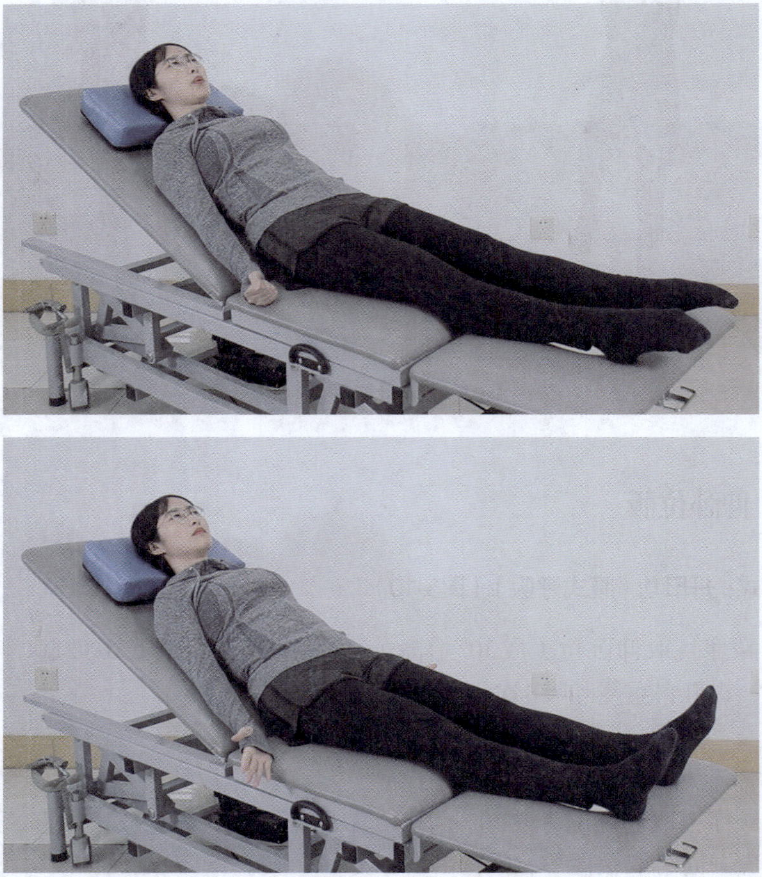

图5-11　仰卧位版：登高望远

第2节：如雷贯耳（图5-12）

动作顺序：取仰卧位（或30°抬高），双手交叉握拳，掌心朝内触耳，双手缓慢打开翻转，掌心朝外、朝下回落至身体两侧。

呼吸要点：上举触耳时呼气，缓慢落下时吸气。

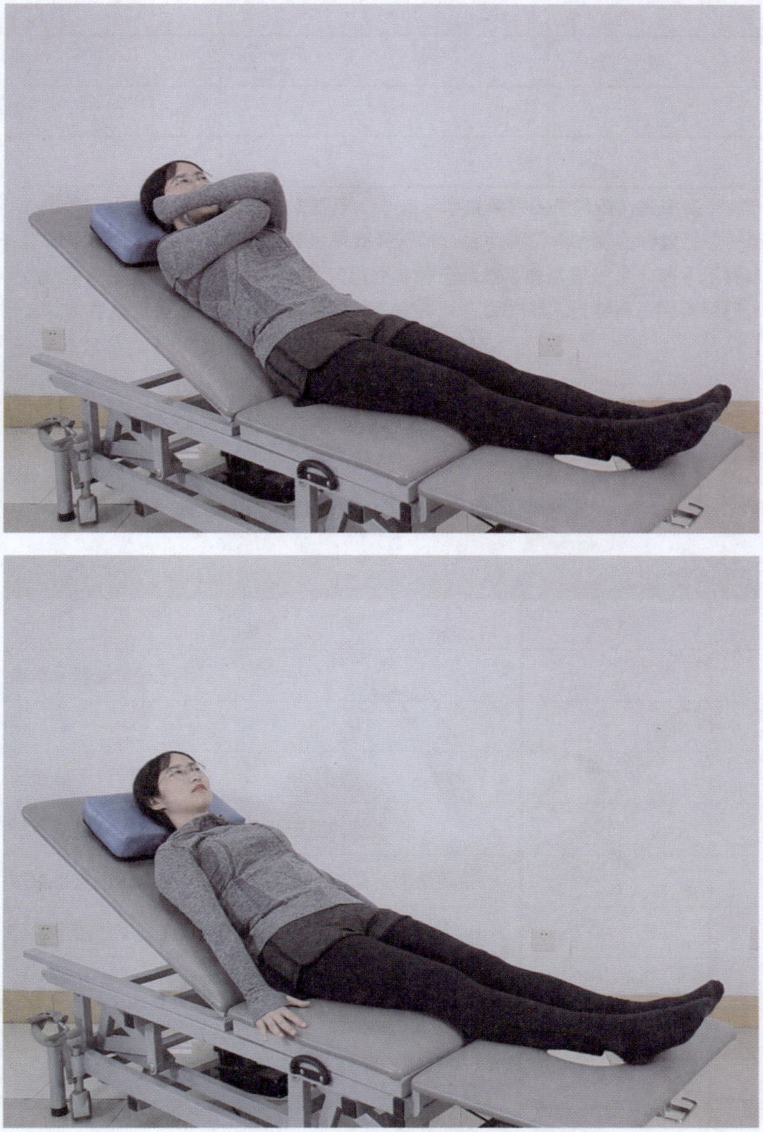

图5-12　仰卧位版：如雷贯耳

第3节：天女散花（图5-13）

动作顺序：取仰卧位（或30°抬高），双手交叉握拳置于腹前，掌心相对，缓慢向上、向外打开，掌心朝上。

呼吸要点：双手交叉时呼气，缓慢上举时吸气。

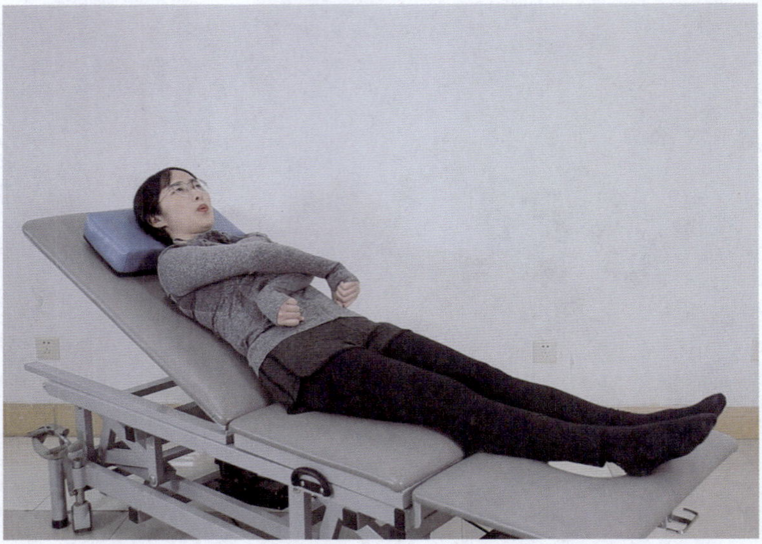

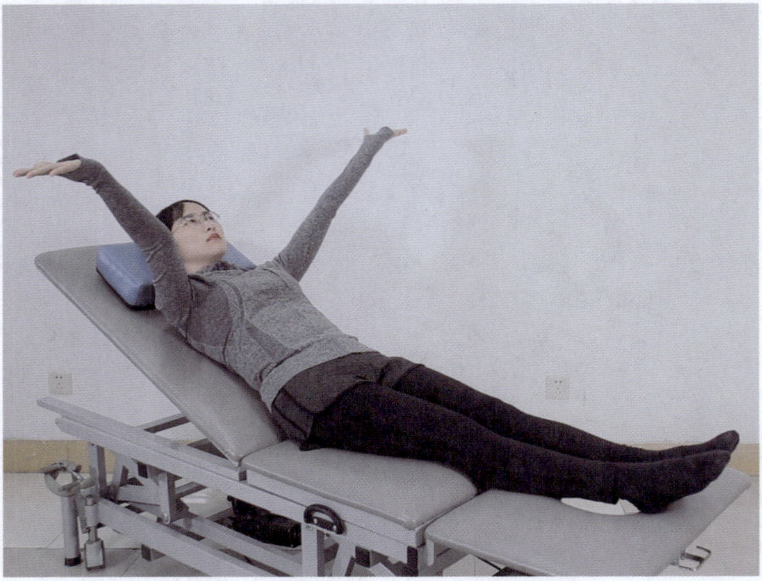

图5-13　仰卧位版：天女散花

第4节：仰天长啸（图5-14）

动作顺序：取仰卧位（或30°度抬高），屈膝90°，双手交叉握拳置于腹前，掌心相对，缓慢抬起臀部，双手向上、向外打开至肩前屈90°，掌心相对。

呼吸要点：抬臀前屈时呼气，注意提肛；交叉腹前时吸气。

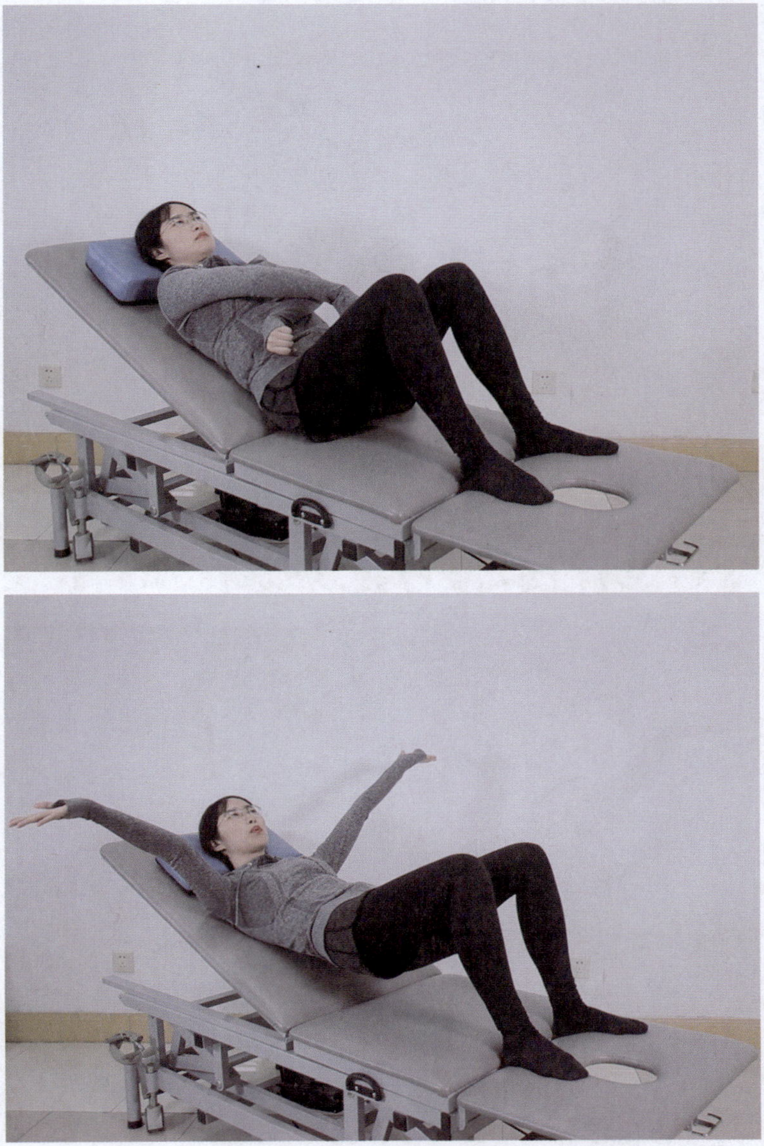

图5-14　仰卧位版：仰天长啸

第5节：亮剑出鞘（图5-15）

动作顺序：取仰卧位（或30°抬高），一侧下肢屈髋、屈膝，对侧手握拳并用拳眼触碰对侧膝盖，缓慢向上、向外打开至肩前屈90°，同时缓慢伸直下肢，掌心朝内。

呼吸要点：触膝收腹时呼气，打开伸直时吸气。

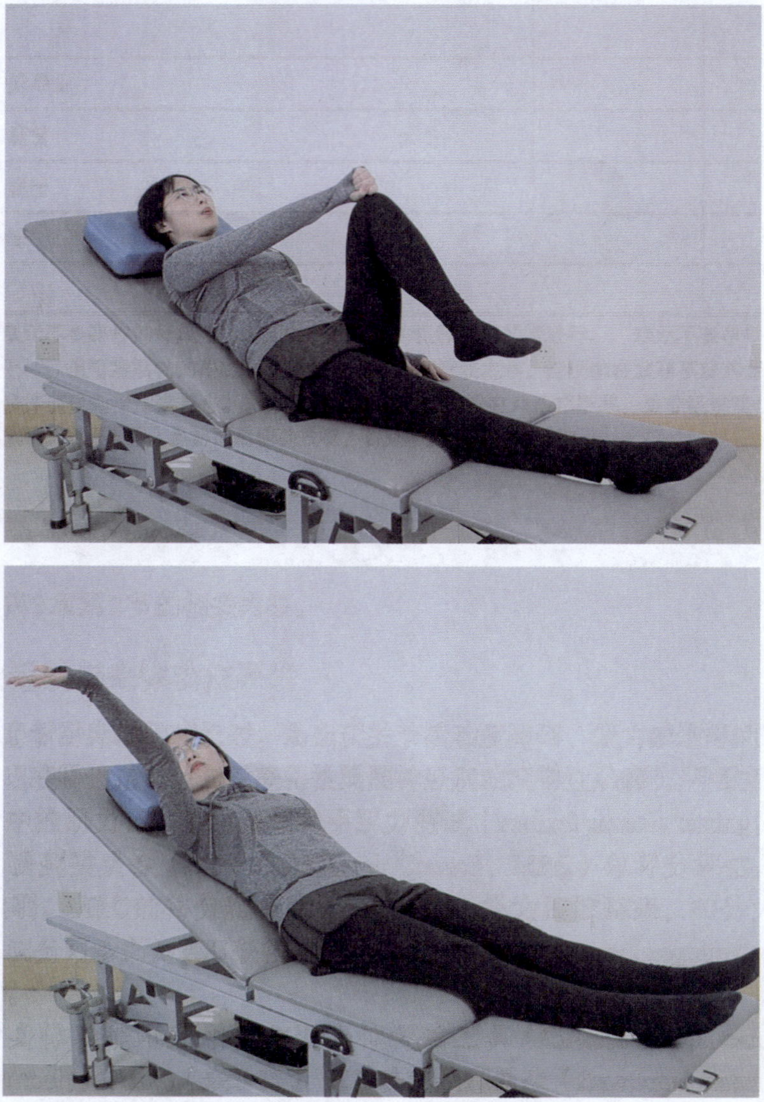

图5-15　仰卧位版：亮剑出鞘

第6节：身轻如燕（图5-16）

动作顺序：取仰卧位（或30°抬高），一侧下肢抬起做踢毽子动作，足踝勾起绷紧，缓慢向下、向外伸直蹬腿，足尖绷紧。对侧重复此动作。

呼吸要点：抬腿时呼气，缓慢伸直时吸气。

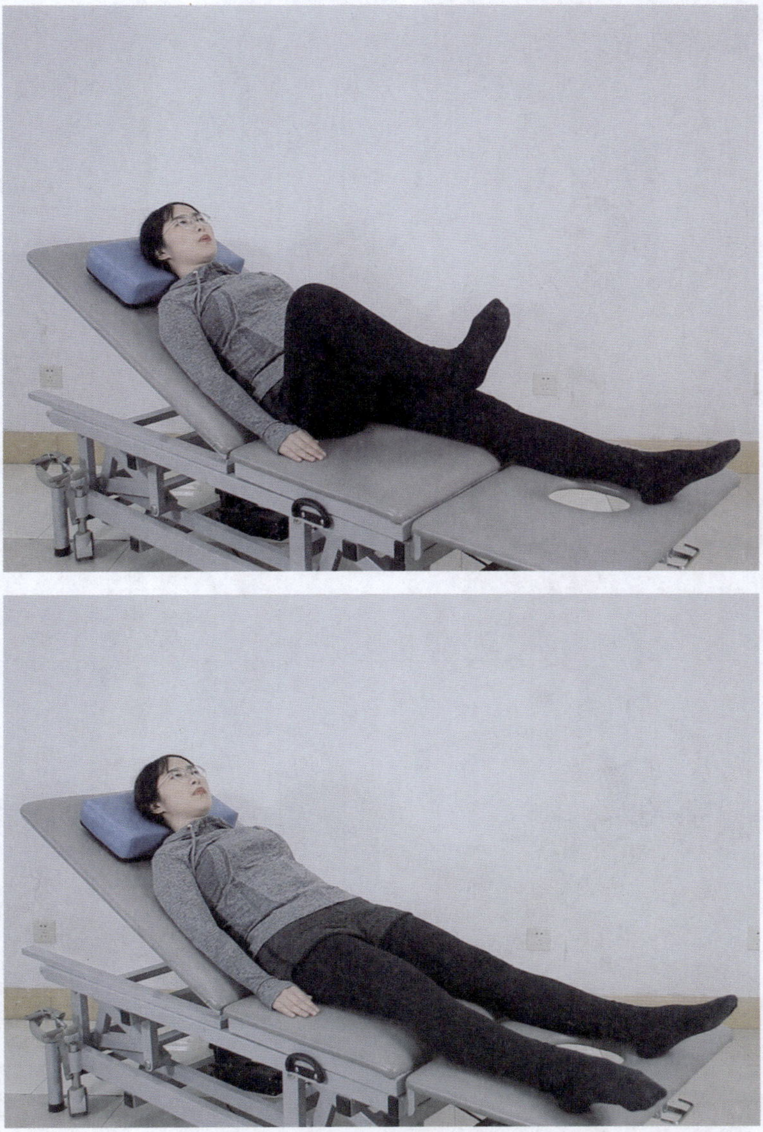

图5-16　仰卧位版：身轻如燕

第7节：返璞归真（图5-17）

动作顺序：取仰卧位（或30°抬高），一侧下肢屈髋、屈膝并向外侧抬起，足跟置于床上，同时小腿和足踝向外勾起绷紧，缓慢向前、向内伸直蹬腿，足尖绷紧（超过中线）。对侧重复此动作。

呼吸要点：屈髋屈膝时呼气，缓慢伸直时吸气。

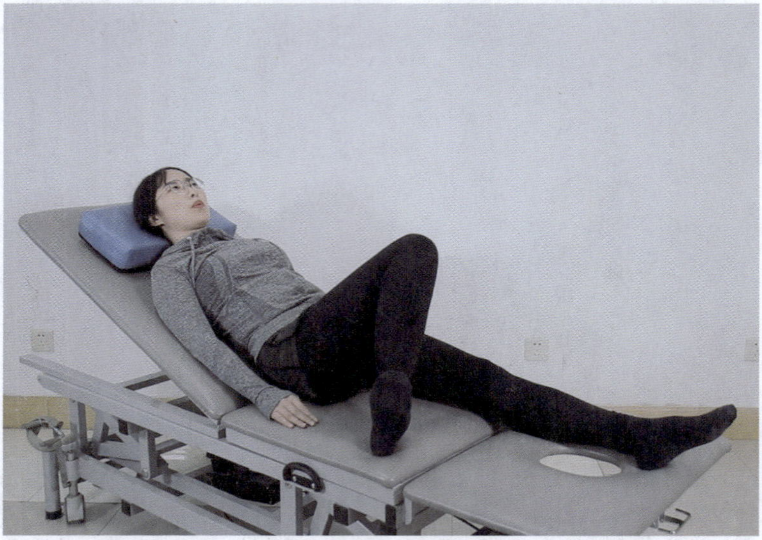

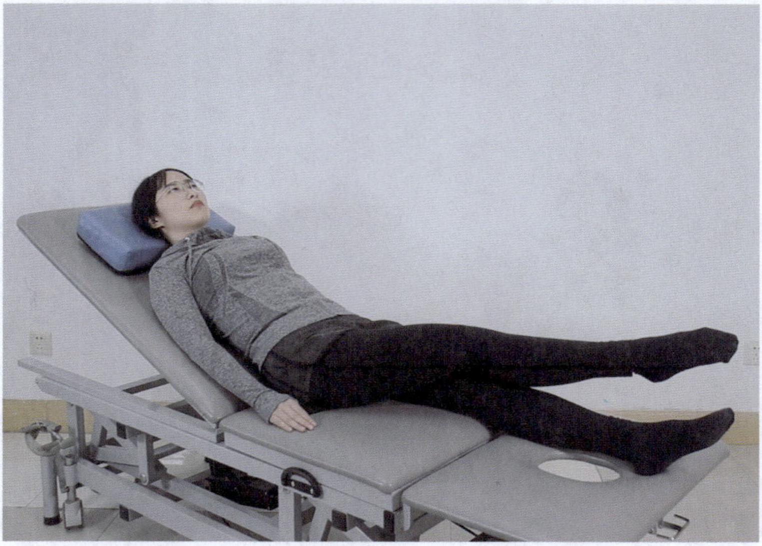

图5-17　仰卧位版：返璞归真

第8节：昂首阔步（图5-18）

动作顺序：取仰卧位（或30°抬高），双下肢交替做屈髋、屈膝动作，双手随之自然拍对侧膝盖，保持自然呼吸。

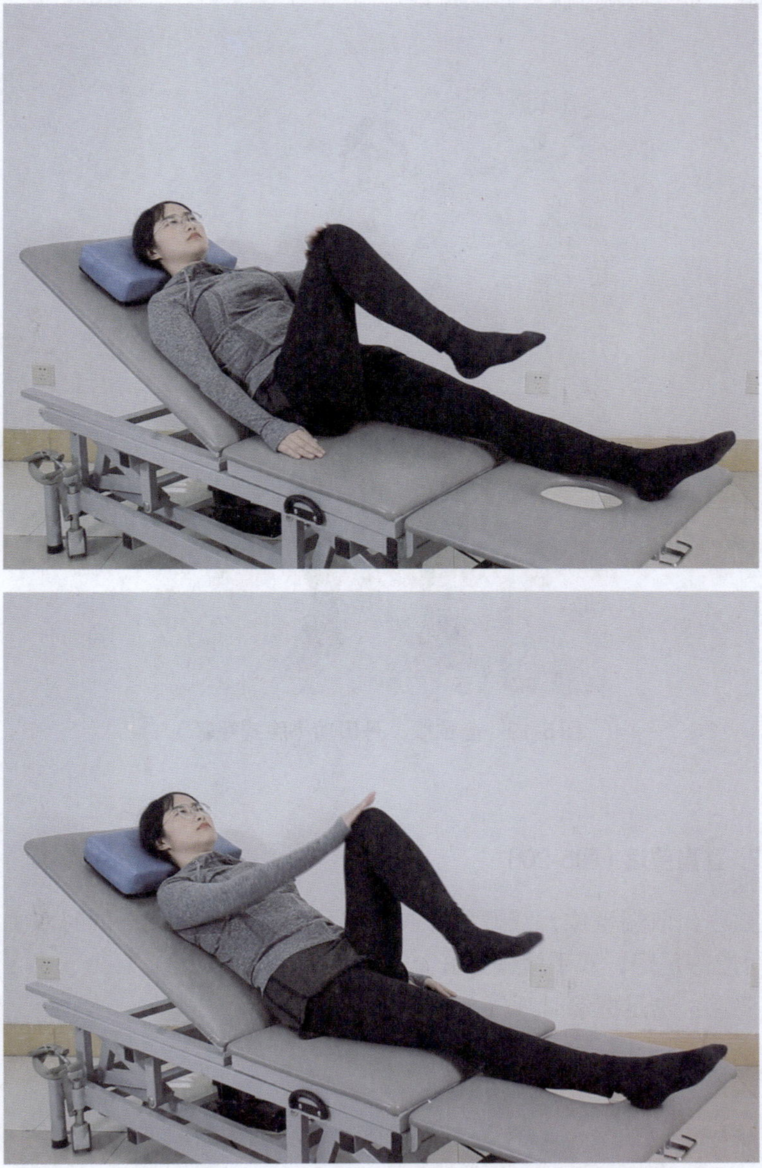

图5-18　仰卧位版：昂首阔步

三、坐位版

预备式：丹田功（腹式呼吸）（图5-19）

动作顺序：取端坐位，叠掌腹前，目视前方，吸气腹部鼓起，呼气收小腹，绷腰，提肛，重复呼吸3次，休息片刻。

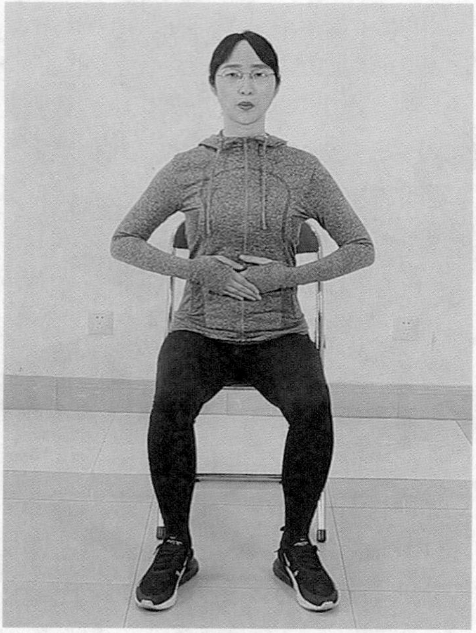

图5-19 坐位版：丹田功（腹式呼吸）

第1节：登高望远（图5-20）

动作顺序：取端坐位，双臂稍外展，双足缓慢踮起足尖，同时双手握拳，维持2秒后缓慢落足跟，双手缓慢打开。

呼吸要点：踮足握拳时呼气，缓慢落下时吸气。

第2节：如雷贯耳（图5-21）

动作顺序：取端坐位，双手交叉握拳，掌心朝内触耳，双手缓慢打开翻转，掌心朝外、朝下回落。

呼吸要点：上举触耳时呼气，缓慢落下时吸气。

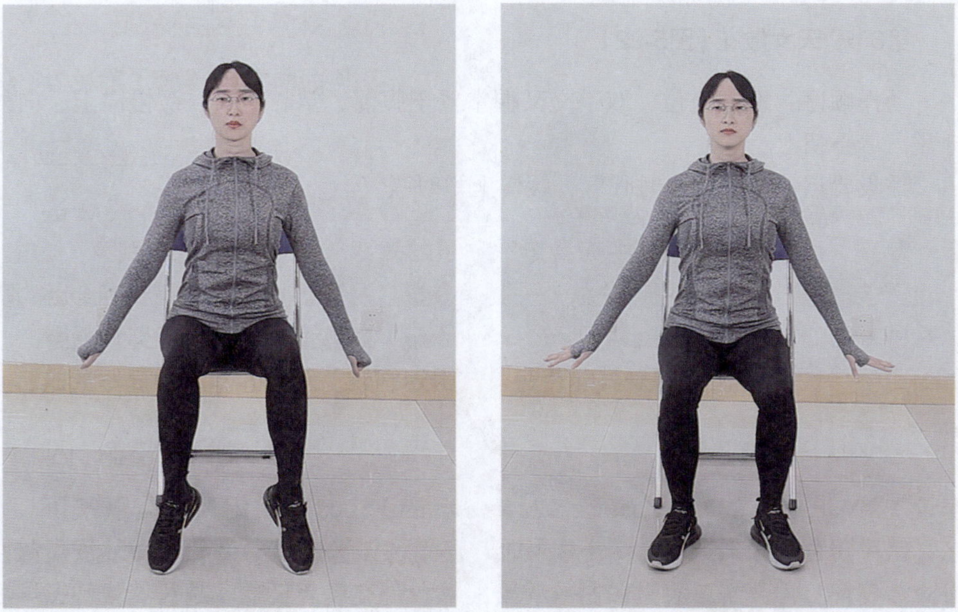

图5-20　坐位版：登高望远

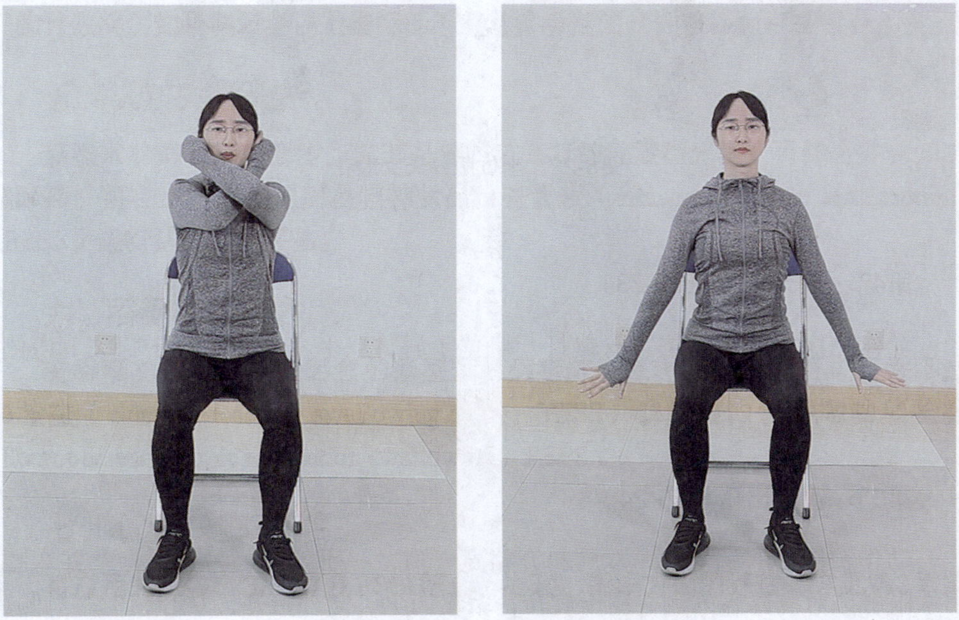

图5-21　坐位版：如雷贯耳

第3节：天女散花（图5-22）

动作顺序：取端坐位，双手交叉握拳置于腹前，掌心相对，缓慢向上、向外打开，掌心朝上。

呼吸要点：双手交叉时呼气，缓慢上举时吸气。

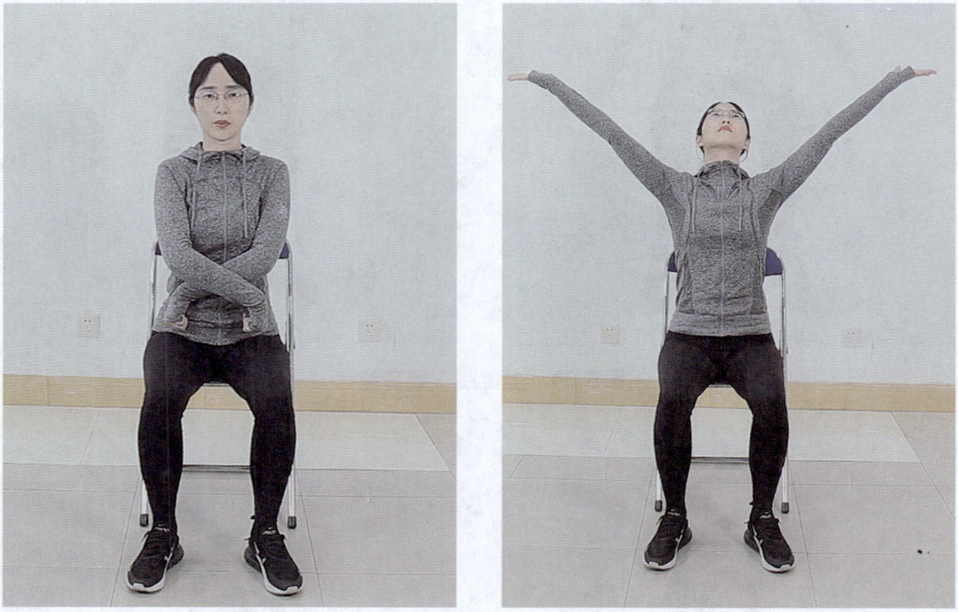

图5-22　坐位版：天女散花

第4节：仰天长啸（图5-23）

动作顺序：取端坐位，双腿打开略宽于肩，双手交叉握拳置于膝关节内侧，掌心相对，双手向上、向外打开，躯干后仰，掌心朝上。

呼吸要点：弯腰时呼气，注意提肛；缓慢上举时吸气。

第5节：亮剑出鞘（图5-24）

动作顺序：取端坐位，双腿打开略宽于肩，一手叉腰，另一手握拳并弯腰，用拳眼触碰对侧膝盖外侧，躯干旋转，缓慢向上、向外打开，掌心朝上。对侧重复此动作。

呼吸要点：弯腰时呼气，注意提肛；缓慢上举时吸气。

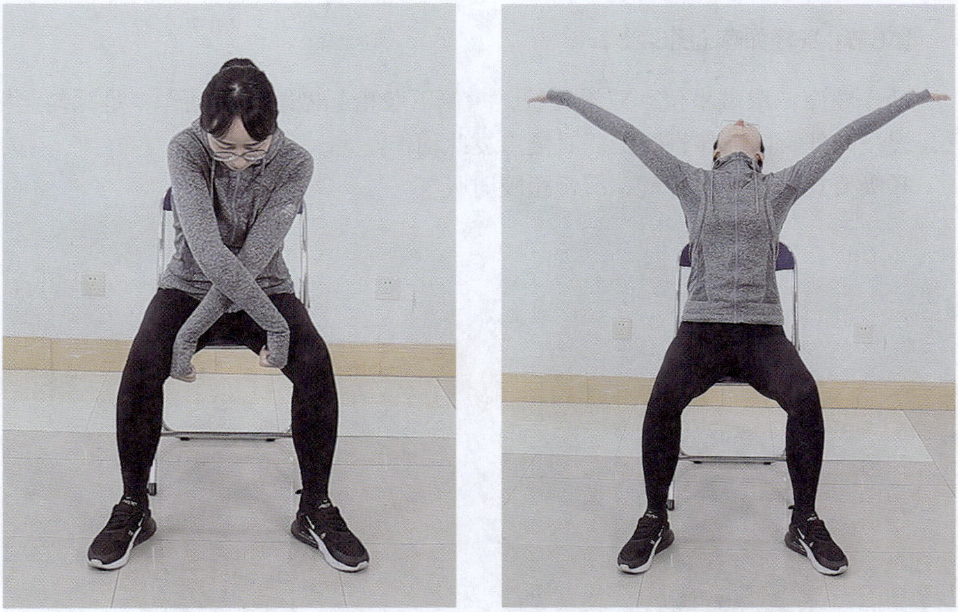

图5-23　坐位版：仰天长啸

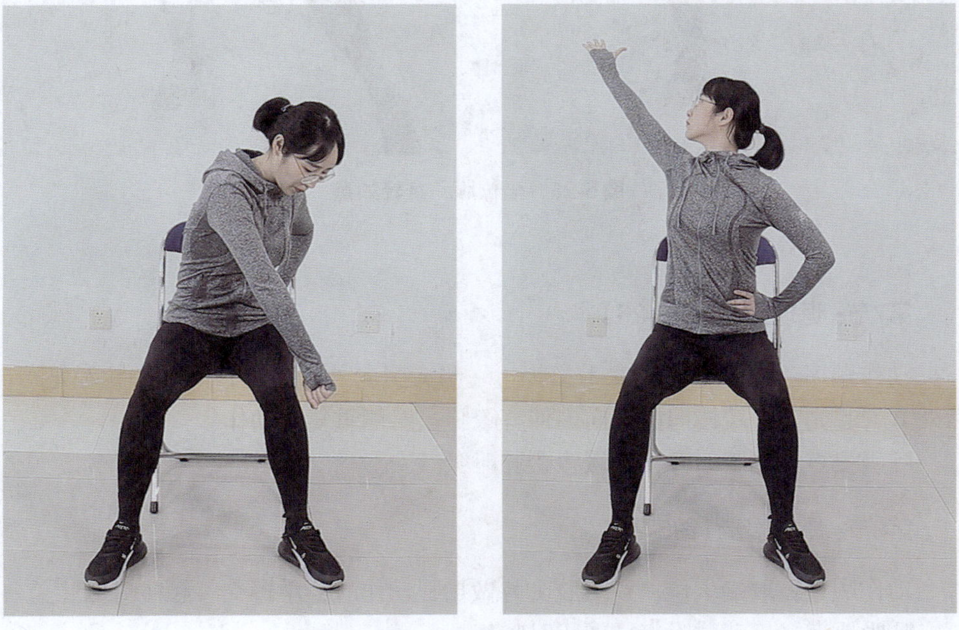

图5-24　坐位版：亮剑出鞘

第6节：身轻如燕（图5-25）

动作顺序：取端坐位，双手叉腰，一侧下肢抬起做踢毽子动作，足踝勾起绷紧，缓慢向外、向前伸直蹬腿。对侧重复此动作。

呼吸要点：抬腿时呼气，缓慢蹬腿时吸气。

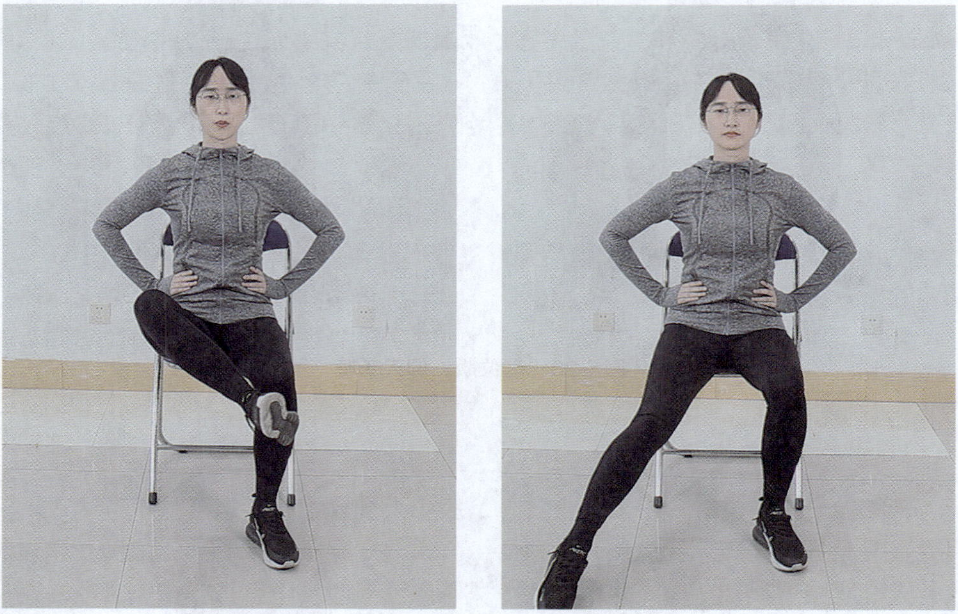

图5-25 坐位版：身轻如燕

第7节：返璞归真（图5-26）

动作顺序：取端坐位，双手叉腰，一侧大腿向外侧抬起，同时小腿和足踝向后外方勾起绷紧，缓慢向前、向内伸直蹬腿。对侧重复此动作。

呼吸要点：抬腿时呼气，缓慢蹬腿时吸气。

第8节：昂首阔步（图5-27）

动作顺序：取端坐位，双下肢交替做抬腿动作时，手臂交替触碰对侧膝盖。

呼吸要点：旋转时吸气，回正时呼气。

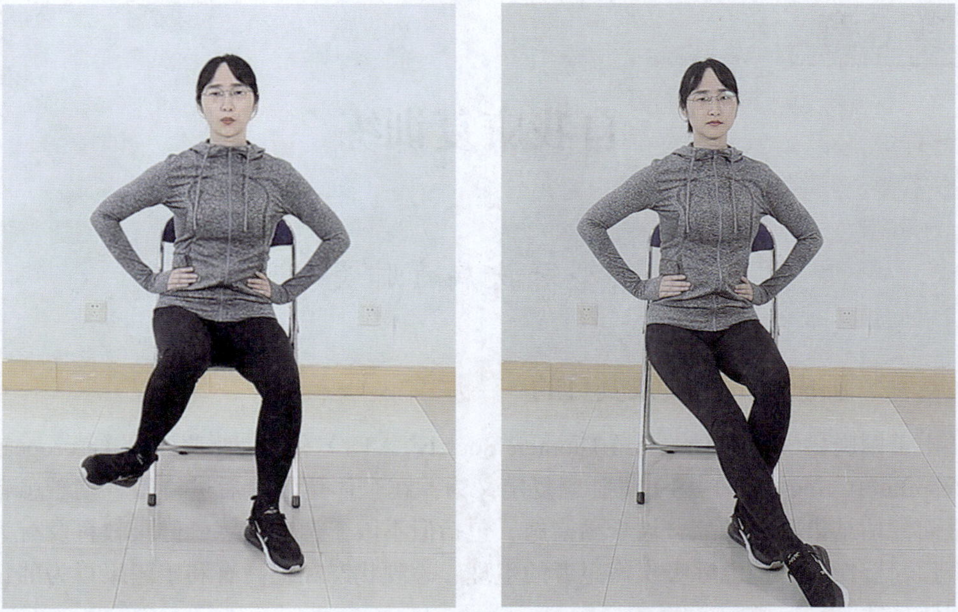

图5-26　坐位版：返璞归真

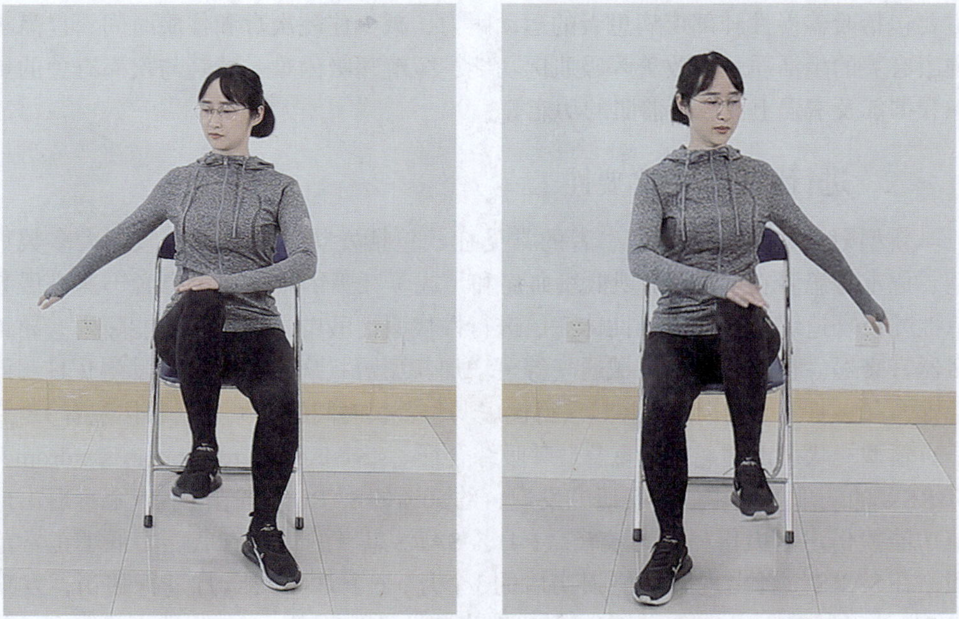

图5-27　坐位版：昂首阔步

第6章

自我康复训练

第1节　新型冠状病毒肺炎与肺康复

一、肺康复的定义及其目的

美国胸科学会（American Thoracic Society, ATS）和欧洲呼吸学会（European Respiratory Society，ERS）将肺康复定义为，在个体化治疗后进行的、基于患者全面评估结果的一种综合性干预措施，包括但不限于运动训练、健康教育及行为干预，旨在改善慢性呼吸疾病患者的生理、心理状态和提高有利于健康行为的长期依从性。

肺康复的目的包括改善患者的身心状况、帮助患者更及时返回家庭和社会。一些高质量的临床研究证实了肺康复对住院患者、门诊患者和居家患者的益处，主要包括改善慢性肺部疾病患者的运动耐力、减少住院次数和住院时间、提高与健康有关的生活质量、改善呼吸肌肉功能、缓解呼吸困难、减轻与疾病有关的焦虑和抑郁及增强上下肢骨骼肌的功能等。

二、进行肺康复的必要性

新型冠状病毒肺炎轻型患者的常见症状包括发热、疲劳及干咳。大多数重型、危重型患者在1周后出现低氧血症和（或）呼吸困难，部分患者迅速进展为急性呼吸窘迫综合征、感染性休克、进行性代谢性酸中毒及凝血功能障碍，导致多器官衰竭。长期卧床、机械通气等可增加新型冠状病毒肺炎患者发生ICU获得性虚弱和膈肌无力的风险。ICU获得性虚弱与较长时间的机械通气和住院有关。

新型冠状病毒肺炎与严重急性呼吸综合征（severe acute respiratory syndrome，SARS）的病理类型相似。有研究发现，约50%的SARS患者在出院3个月后出现肺功能损伤，但损伤程度均较轻微；41% SARS患者的最大有氧能力低于正常范围；在SARS患者出现肺功能损伤后的3个月、6个月和12个月进行随访，发现23.7%的患者在疾病1年后仍有一氧化碳弥散量显著损害，且6分钟步行能力显著低于健康人群。近期有研究对出院后的新型冠状病毒肺炎患者进行随访，发现处于恢复早期的患者有50%以上出现肺弥散功能受损和呼吸肌肌力下降；与非重型患者相比，重型患者发生肺弥散功能损伤的概率更高，肺总量、6分钟步行距离下降更多。

三、新型冠状病毒肺炎患者的肺康复

新型冠状病毒肺炎患者肺康复的主要目标包括：维持通过气道的呼吸气流，通过体位、活动、气道清洁技术及有效咳嗽来减小气道阻力和改善通气，减少呼吸困难并放松身体，保持膈肌和其他呼吸肌的最佳功能位置，以适当的呼吸模式减缓呼吸频率，减少呼吸功，提高胸部活动度，预防和（或）矫正继发性体位畸形，用适当的训练提高耐力，减少焦虑和抑郁，恢复功能损失及改善生活质量。

建议新型冠状病毒肺炎无症状患者进行室内练习，如原地踏步、关节活动度练习，从而避免因限制身体活动带来的不良影响。

轻型患者的康复计划包括主动辅助或关节活动度练习、移动及全身肌肉强化练习，有痰液的患者可使用激励式肺量仪、Acapella、正压振荡（PEP）设备、主动呼吸循环技术动作及呼吸技巧等促进痰液排出。

康复医生应根据安全筛查及发病前和目前的功能状态为每例危重型患者制订个体化康复计划。危重型患者应在允许的情况下逐渐进行活动，包括床上活动（神经肌肉电刺激、功率车及倾斜床）和离床功能性活动。干预措施的重点是加强力量、耐力和平衡。日常生活活动能力训练和认知心理干预也应考虑。

康复医生还应对出院后的患者进行详细的功能评估，及时制订有针对性的长期康复计划。一项研究指导新型冠状病毒肺炎患者出院后进行6周的肺康复训练，包括呼吸肌训练、咳嗽运动、膈式呼吸训练、拉伸运动及家庭运动。在呼吸肌训练中，患者使用手持阻力阈值呼气正压设备（共3组，每组呼吸10次），参数设置为个体最大口腔呼气压的60%，2组间休息1分钟。咳嗽运动共3组，每组10个主动咳嗽。在膈式呼吸训练中，每位参与者在仰卧位做30个最大膈式呼吸，放置1～3 kg物品在前腹壁以抵抗膈肌下降。在拉伸运动中，康复治疗师指导患者向下拉伸呼吸肌。在家庭运动中，患者保持仰卧位或侧卧位，双膝弯曲矫正腰椎曲线，手臂弯曲，水平伸展，外展和外旋。该研究的结果显示，6周的肺康复训练可改善老年新型冠状病毒肺炎患者的呼吸功能、生活质量和焦虑，但对抑郁无明显改善。

四、小结

新型冠状病毒肺炎会给患者带来身体、心理、认知及社会参与等多方面功能障碍，在合适的时间节点介入康复治疗对患者各方面功能的恢复有重要意义。

第2节　自我心肺康复

扫描二维码观看“自我心肺康复”视频

新型冠状病毒肺炎患者存在不同程度的心肺功能障碍。轻症隔离和治愈出院患者所处的环境是隔离病房或居所，心肺功能障碍比较轻，配合度比较高，适合进行自我康复。基于《2019新型冠状病毒肺炎呼吸康复指导意见（第二版）》及一些关于心肺康复的指南和研究，笔者整理了一些心肺自我康复的指导建议，通过科普宣传的方式教会患者自我康复，帮助患者改善肺功能、恢复体力、提高日常生活活动能力及改善生活质量。

一、改善肺通气训练

作用：有利于排痰，改善肺不张。

（一）呼吸训练

1.呼吸控制　取舒适体位，放松胸部和肩部，平静呼吸，双手分别置于胸部和腹部，经鼻吸气、经口呼气，吸气时胸廓不动、腹部隆起顶向手掌，呼气时腹部下陷（图6-1）。可以在吸气时默数1、2，呼气时默数1、2、3，重复3次。

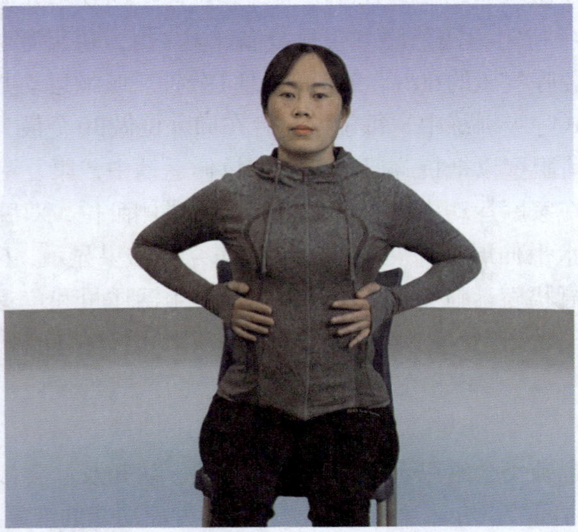

图6-1　呼吸控制

2.胸廓扩张 将双手分别置于胸廓两侧，经鼻深吸气，吸气时候胸廓向两侧扩张，吸气末屏气3秒，再经口缓慢呼气，呼气时候胸廓缩小（图6-2）。重复3次。

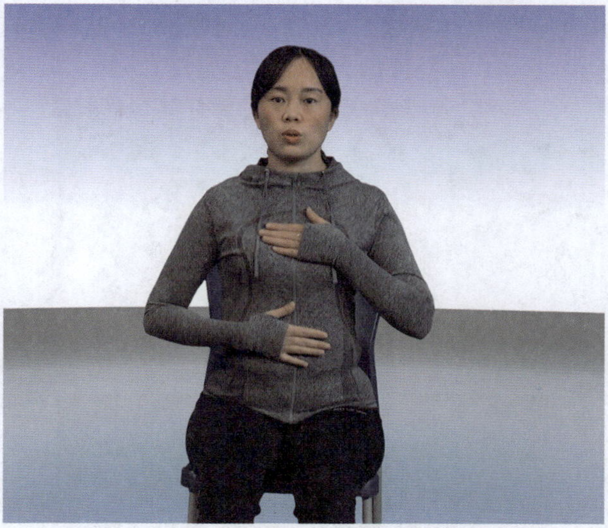

图6-2 胸廓扩张

（二）体位训练

取坐位，身体前倾，上肢支撑在桌面上或腿上，放松肩部和颈部肌肉，有利于放松呼吸及排痰（图6-3）。

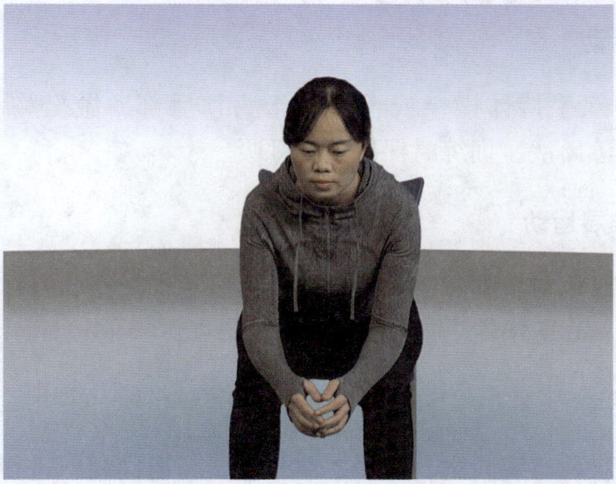

图6-3 体位训练

（三）缩唇呼吸

合并慢性阻塞性肺疾病的患者，经鼻吸气、经口呼气，呼气时将嘴唇缩小，呈吹口哨状（图6-4）。吸气时默数1、2，呼气时默数1、2、3、4。

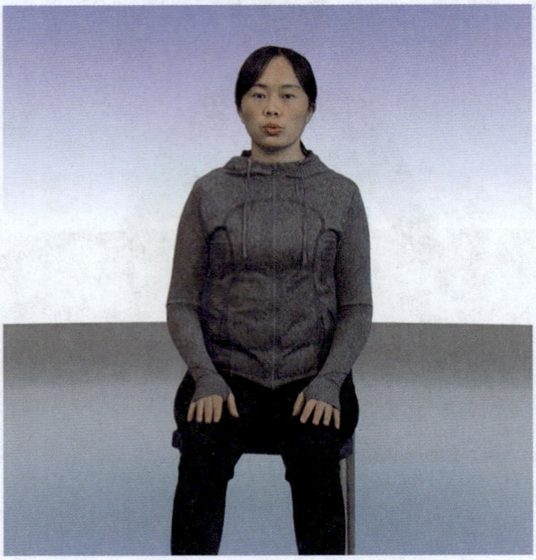

图6-4　缩唇呼吸

二、胸廓柔韧性训练

作用：改善胸廓柔韧性，增加胸廓活动度，改善呼吸功能。

（一）挺胸运动

站立位下，双手持体操棒或毛巾置于头顶后部，做挺胸训练，保持约10秒（图6-5）。重复10次，训练时保持正常呼吸。

（二）腰部伸展运动

站立位下，双足与肩同宽，一手叉腰，另一手向上举，身体侧屈并吸气，回正呼气（图6-6）。重复10次。

（三）转体运动

站立位下，双足与肩同宽，双手屈肘平举，与肩同高，进行两侧旋转；旋转吸气，转回呼气（图6-7）。重复10次。

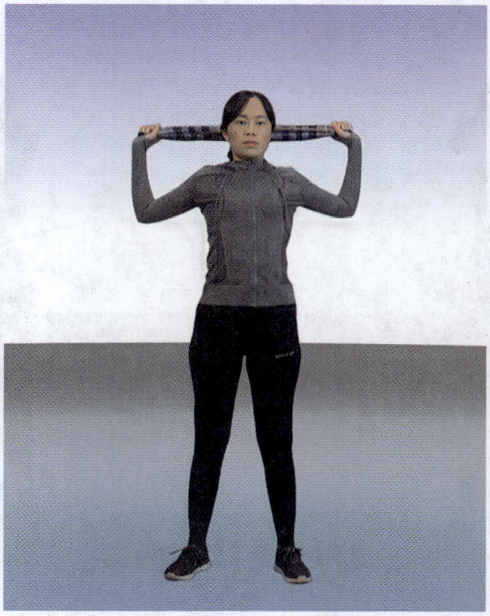

图6-5　挺胸运动

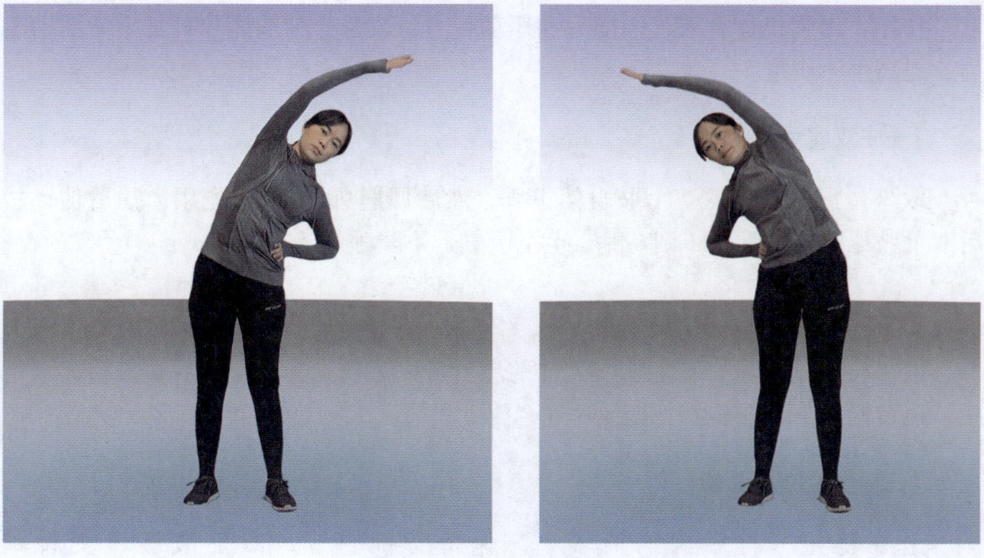

图6-6　腰部伸展运动

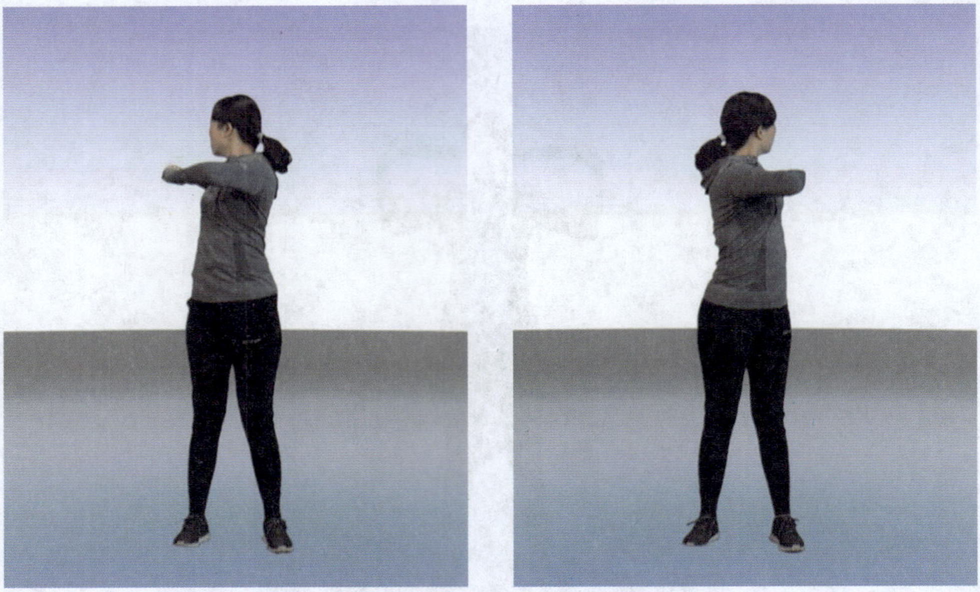

图6-7　转体运动

三、有氧操

作用：增强机体有氧代谢能力和运动耐力，改善心肺功能和日常生活活动能力，提高生活质量。

（一）双肩划船上举

取坐位或站立位，双上肢自然下垂，然后屈肘90°，双肩先用力往后伸，然后双上肢尽可能往上举（图6-8）。上举吸气，下降呼气。

（二）提踵

取坐位或站立位，平衡功能欠佳的患者可以手扶支撑物，然后缓慢抬起双足跟，再缓慢放下（图6-9）。提踵呼气，放下吸气。

（三）坐位原地踏步

坐在稳定、有靠背的椅子上，保持背部直立，双下肢缓慢交替踏步（图6-10）。抬腿吸气，放下呼气。

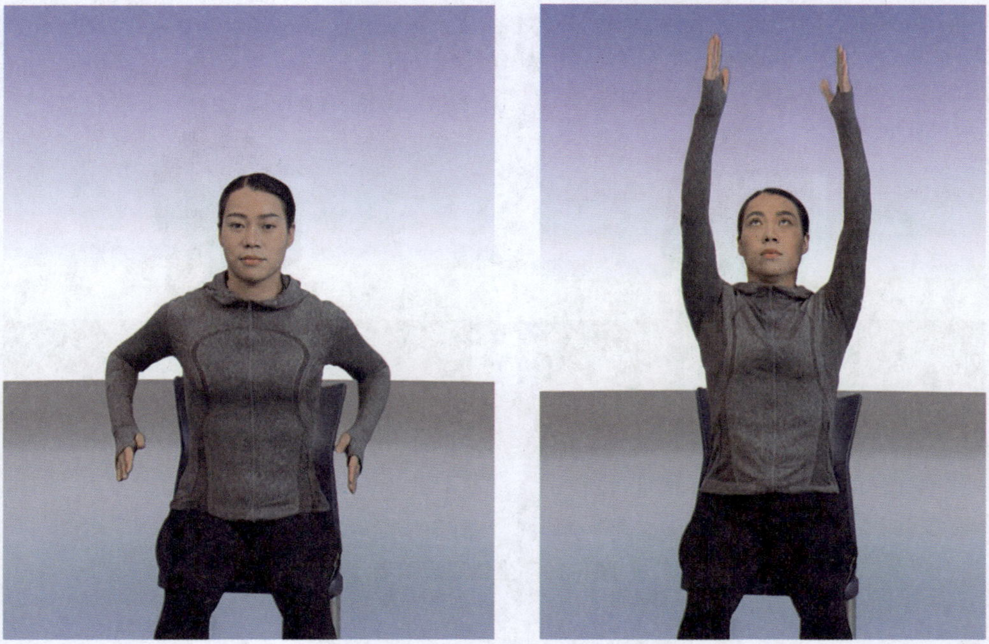

图6-8　双肩划船上举

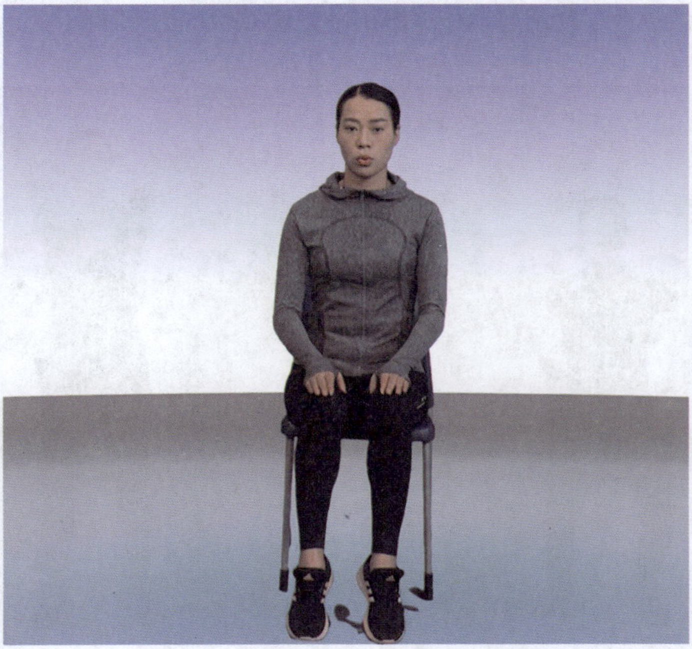

图6-9　提踵

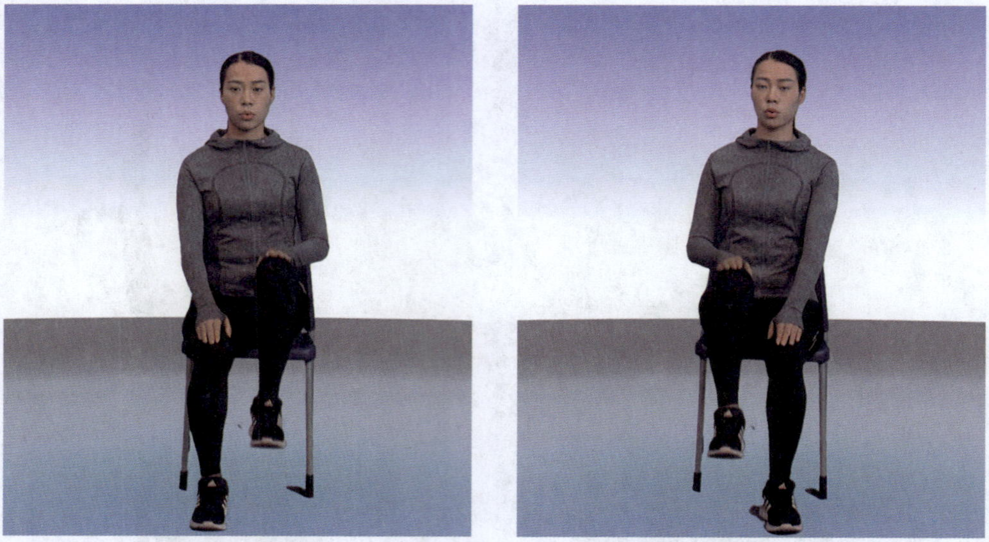

图6-10　坐位原地踏步

（四）坐站训练

取站立位，身后放置椅子，双足与肩同宽，双上肢保持前平举，身体前倾，腰背伸直，做缓慢下蹲站起动作（图6-11）。注意不能坐到椅子上，膝盖不能超

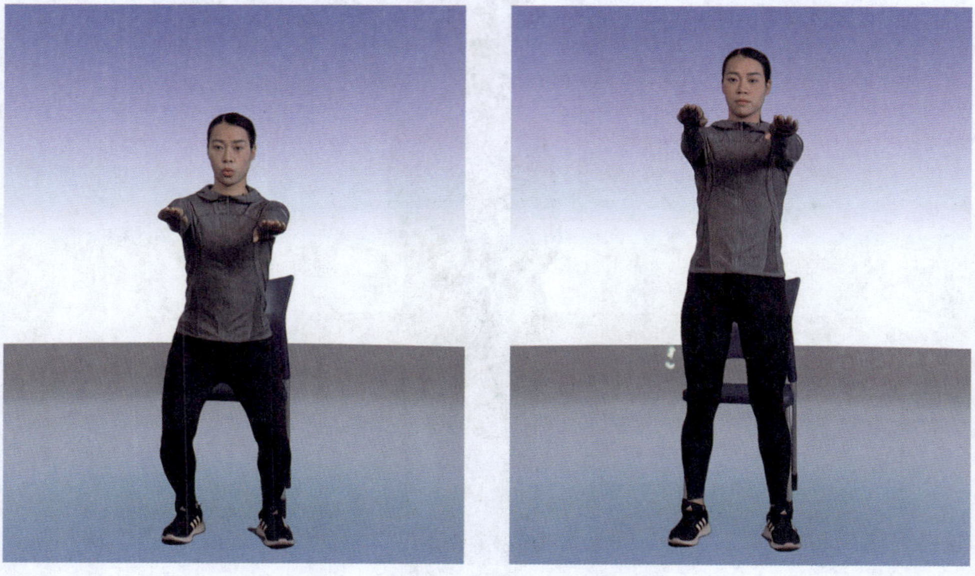

图6-11　坐站训练

过足尖。下蹲呼气，站起吸气。

注意：每日2次，每次可以做2～3组（每个动作做10次为1组），每组间休息几分钟。运动强度以患者的主观感受为主，如果出现气喘、胸闷等症状，应暂停。可以参考Borg呼吸困难评分量表，保持在3分左右。如果有血氧仪，血氧饱和度应保持在90%以上。

第7章

传统康复训练

第1节 理气健肺导引术

一、导引简介

导引是一种传统健身方法，以调节呼吸、运动肢体和自我按摩等技术为特点，以达行气活血、强筋健骨、祛病延年的目的。导引始见于先秦典籍《庄子·外篇·刻意》中："吹呴呼吸，吐故纳新，熊经鸟伸，为寿而已矣。此导引之士，养形之人，彭祖寿考者之所好也。"庄子认为，通过调整呼吸和伸展肢体的导引，人们可以像彭祖那样祛病强身、健康长寿。导引包括导气和引体，概述为"导气令和，引体令柔"。隋代名医巢元方说："引之者，引此旧身内恶邪伏气，随引而出，故名导引。"突出了导引有祛除人体内恶邪之气的功用。而唐代的慧琳则把自我按摩也算作导引，他在《一切经音义》中写道："凡人自摩自捏，伸缩手足，除劳去烦，名为导引。"导引的常见术式有八段锦、五禽戏、六字诀及易筋经等。

二、导引与肺康复

导引是中医学的特色防控手段之一。《黄帝内经》中记载："中央者，其地平以湿，天地所以生万物也众，其民食杂而不劳，故其病多痿厥寒热，其治宜导引按跷。"导引能够调和脏腑气血、疏通经络、健身强体，在防治疫病中可发挥较大作用。导引通过调身、调息、调心神来疏通人体经络、调整身体气机、激发人体潜能，进而使身体向愈。有多项研究表明，中医学的呼吸导引可明确改善肺癌、哮喘和稳定期Ⅱ、Ⅲ级慢性阻塞性肺疾病患者的咳嗽、咯痰、喘息及气短等症状，提高肺功能指标，如用力肺活量、一秒用力呼气容积及最大呼气流量等，对患者的生活质量和活动能力也有改善作用。导引作为中国的传统运动疗法，对肺炎的康复治疗具有较好的辅助作用。

（一）理气健肺导引术的特点

理气健肺导引术以传统导引和中医学理论为基础，结合新型冠状病毒肺炎的临床特点，筛选并改编能调理肺功能的相关动作而成。理气健肺导引术在一招一式、一呼一吸之间，以肢体的动作调动气机，以形领气，调节脏腑功能，有针对性地对肺相关经络、腧穴进行牵拉、刺激，起到祛病强身、促进肺功能恢复的作用。

理气健肺导引术包含6个动作步骤，综合了国家推广的四大健身气功在肺功能改善方面的优势导引动作，从肺腔的3个维度进行上下径、左右径、前后径的拉伸，刺激肺经、震荡内脏和调节呼吸。理气健肺导引术的动作简单易行，不依赖昂贵的运动器材，不受场地限制，可以在任何地方、任何时间进行，且运动强度适中，属于中小强度的有氧运动，不容易导致肌肉、骨骼损伤或心脏意外事件发生，安全有效。

（二）理气健肺导引术的动作原理和作用

动作预备式取自六字诀中的“呬”（读音：xì）字诀。六字诀是由南北朝的陶弘景提出的，其在发出“嘘、呵、呼、呬、吹、嘻”6个字读音的同时，配合呼吸吐纳及肢体运动，通过特定的字音来震荡相应的脏腑及其经络，可达到祛邪泻实、治疗疾病的目的。有多项研究表明，六字诀能较好地改善患者的呼吸功能，减轻患者的气促症状，提高患者的免疫因子水平，改善患者的生活质量。六字诀中的“呬”字诀对应肺，其读音振动波能调整肺功能，促进肺吐故纳新，在正式操作前练习“呬”字诀可宁心安神、调整呼吸、加大肺的整体呼吸深度，从精神上和身体上做好准备。

第1式动作取自八段锦的双手托天理三焦。新型冠状病毒肺炎疫情暴发后，多家医院组织医生和患者练习八段锦，其对新型冠状病毒肺炎“防、控、治”三位一体的康复方案具有较好的效果。新型冠状病毒肺炎患者的临床症状以发热、咳嗽、神疲、肢体乏力伴酸痛为主，或可见有腹泻、腹胀、咽痛、流涕、胸闷、心悸、恶心及呕吐等，应用中医辨证分析，其病位在肺，与肝、脾、肾三脏虚损密切联系，伴随三焦气机失调。八段锦的第1式动作可使三焦通畅，气血调和，疏通人体经络；具体操作为向上用力撑掌拉伸胸廓和脊柱，下落内合呼气；有利于肺腔上下径的拉伸，增加肺的纵向活动空间，提升肺功能。

第2式动作叫作左右开弓似射雕，同样来自八段锦。该式动作对应调理心肺功能，通过展肩扩胸使胸廓得到充分扩张，加大肺吸清吐浊的效率，同时可刺激督脉及背部肺俞、风门、定喘及膏肓俞等穴位，调节肺功能；一手拉弓一手出弓，坐腕竖指，可拉伸手太阴肺经、手少阴心经和手厥阴心包经等经脉之气；示指向上，眼望商阳有利用调节肺与大肠2条表里经脉，改善新型冠状病毒肺炎患者肺与大肠的相关症状。

第3式动作叫作出爪亮翅开胸廓，源于易筋经。易筋经作为中国传统功法，讲究呼吸时沉、静、稳、定、细、匀、深、长，行气时注重气沉丹田，顺势呼吸与自然呼吸相结合，能够调节内脏的规律性运动，增大膈肌的运动范围，改善肺泡及肺组织的弹性，提高肺功能，对人体的循环、呼吸及免疫等系统均有较好的调节作用，能提高人体免疫力、缓解心理压力和改善生活质量，是一种简便易行且疗效可靠的临床辅助治疗方法。其中，出爪亮翅动作通过手部的前推回收带动前后胸廓的打开与闭合，拉伸胸廓的前后径，使胸廓得到充分的舒展和收缩，呼吸肌群得到有效刺激，提高对外界气体的摄入和交换功能；而胸廓打开内合刺激膻中，可改善胸闷、气短等症状；出爪亮翅还可拉伸、刺激手部的三阴经和三阳经，锻炼上肢的屈伸肌群和十指的指力。

第4式动作叫作展翅飞翔郁气消，取自五禽戏。五禽戏为三国时期华佗通过模防虎、鹿、熊、猿及鸟等兽禽的动作编创而成，其言五禽戏："亦以除疾，并利蹄足，以当导引。体中不快，起作一禽之戏，沾濡汗出，因上著粉，身体轻便，腹中欲食。"五禽戏在肺炎的康复治疗中也具有很好的辅助作用。五禽戏中鸟戏对应调理肺，该动作模仿鸟儿拍打翅膀的展翅起飞状，通过上肢的升降开合运动，使胸廓两侧肋间隙充分开合；通过两掌上举吸气，增加两侧肋部活动；两手下落，呼出浊气，可加强肺的吐故纳新功能，促进肺的气体交换，增加心肺血液的含氧量，促进血液运行，改善呼气不畅等症状。其能防治有关心肺功能低下的病症。同时，该动作像小鸟展翅高飞，自由自在，会带给人舒畅的心情。

收尾式，刺激肺相关经络穴位，应用中医学的经络调理方法进行拍打。刺激手太阴肺经的本经，可以主治肺相关的症状，如咳嗽、气急及喘息等。相应的穴位刺激对肺功能不良引发的各种症状有很好的调节作用。膻中是心包经的募穴，宗气聚集的气会穴，该穴位具有宽胸理气的作用，可缓解咳嗽、气喘及气短等症状；风池具有祛风解表、清头明目的作用，能很好缓解感冒引起的头晕、头痛症状。搓擦鼻翼两侧能很好地缓解鼻塞，促进鼻部的血液循环。以上穴位的刺激有利于促进肺疾病的康复。

扫描二维码观看“理气健肺导引术（坐式）”视频

（三）理气健肺导引术的操作

理气健肺导引术精炼6个步骤的练习，取六字诀的“静”，八段锦的“伸展”，五禽戏的“动”，易筋经的“劲”，辅上中医学的穴位按揉汇编而成。理气健肺导引术虽然不能阻断新型冠状病毒的传播和单独应用于治疗，但在患者的日常治疗中可以配合导引辅助康复，对于改善患者的心肺功能、提高免疫力和调节情绪作用较佳，且动作简单易行，患者坐在床边即可练习，坚持练习有利于肺功能的恢复。下面具体介绍坐式理气健肺导引术的详细动作内容。

预备式："呬"字呼吸丹田功（图7-1）

动作顺序：两手虎口交叉，放于腹前，吸气鼓肚子，呼气收腹，提肛，绷腰，念"呬"。

发音口型：两唇微向后收，舌尖轻抵下腭，上下门牙对齐，留有狭缝，舌尖轻抵下齿。

振动源：在上下门牙，先从发声练习开始，待熟练发音动作之后逐渐过渡到不发声，鼻吸气，口呼气时念"呬"。

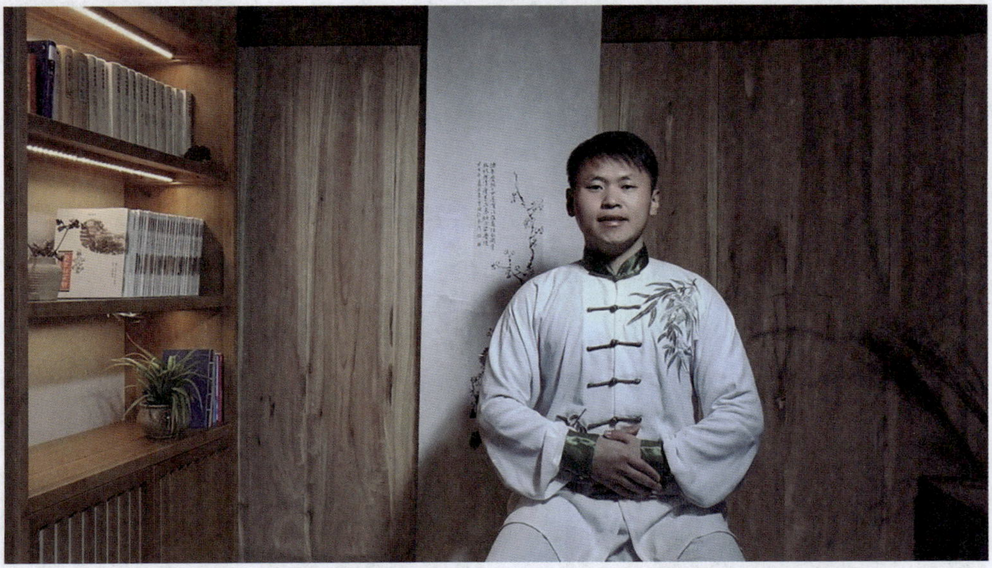

图7-1 "呬"字呼吸丹田功

第1式：双手托天理三焦（图7-2）

动作步骤：两手腹前交叉上提，到胸前内旋外翻，眼随手背上去到顶端，随后收下颌眼望前方，掌根向上用力，将胸廓和脊柱向上拔伸，接着两手从两侧下落，腹前交叉。重复2～6次。

呼吸要点：两手上托时缓缓吸气，下落时缓缓呼气。

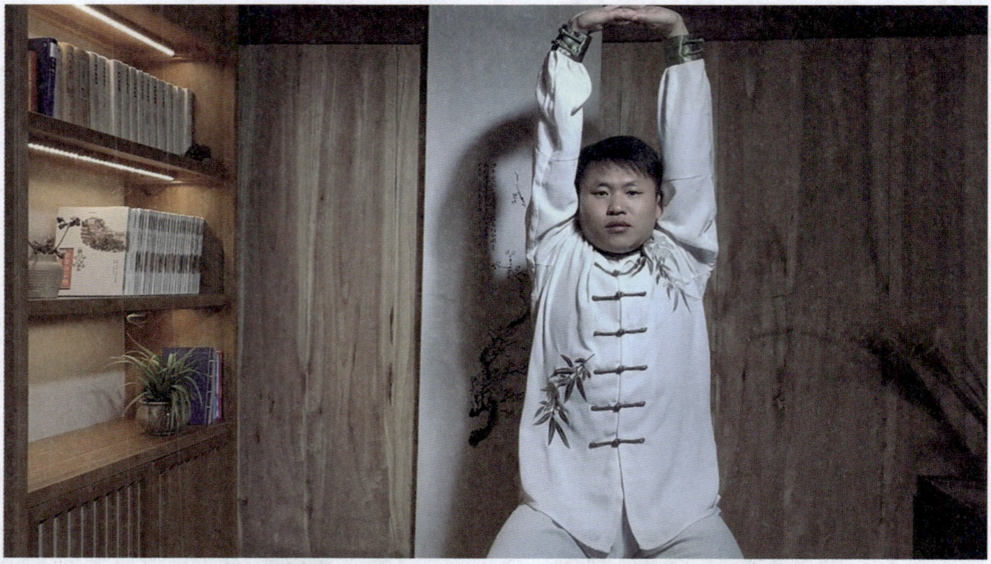

图7-2　双手托天理三焦

第2式：左右开弓似射雕（图7-3）

动作顺序：两手胸前交叉，右掌屈指向右拉至肩前，左掌坐腕八字掌向左推出，与肩同高，动作略停，目视左手示指尖，右手向右画弧打开，两掌变自然掌外撑如推墙，两手下落，胸前交叉，目视前方，换另一侧左拉右推。该动作左右

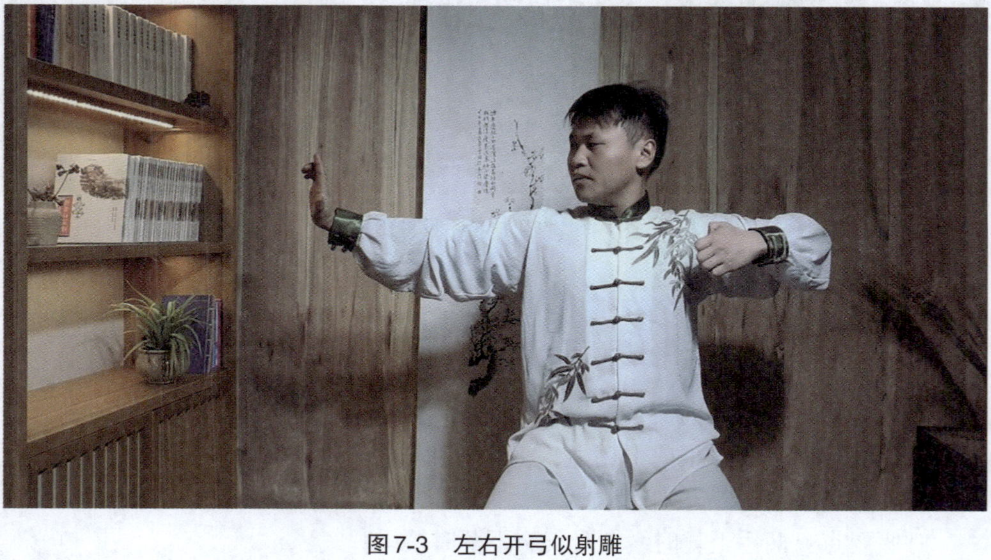

图7-3　左右开弓似射雕

各重复1～3次。

呼吸要点：搭腕时吸气，拉弓射雕时呼气；划弧两臂打开时吸气，向两侧外撑时呼气；肺活量较长时亦可搭腕拉弓时吸气，两侧外撑回收时呼气。

第3式：出爪亮翅开胸廓（图7-4）

动作顺序：两手握拳，上提至胸前，内旋变掌前推，指尖相对，肘直腕背伸，十指用力外分，背部胸廓向后撑打开，两手外旋掌心向上变拳收回至胸前。重复2～7次。

呼吸要点：出爪前推时呼气，回收时吸气。

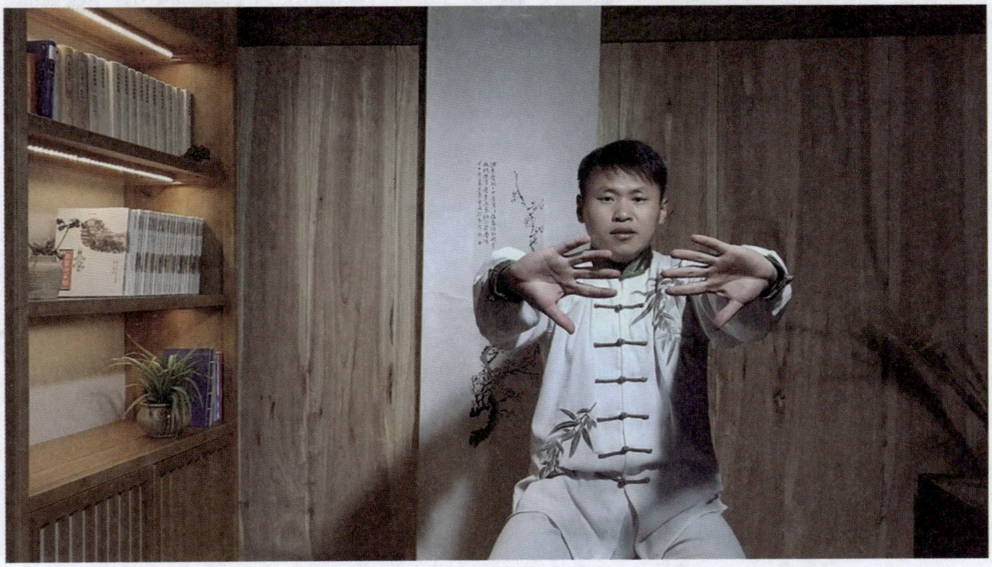

图7-4 出爪亮翅开胸廓

第4式：展翅飞翔郁气消（图7-5）

动作顺序：两掌呈展翅状，在体侧上起，稍高于肩，两手下落于体侧，两手向上举至头顶上方，掌背相对，两臂下落于体侧。重复2～6次。

呼吸要点：两手上起时缓缓吸气，下落打开时缓缓呼气。

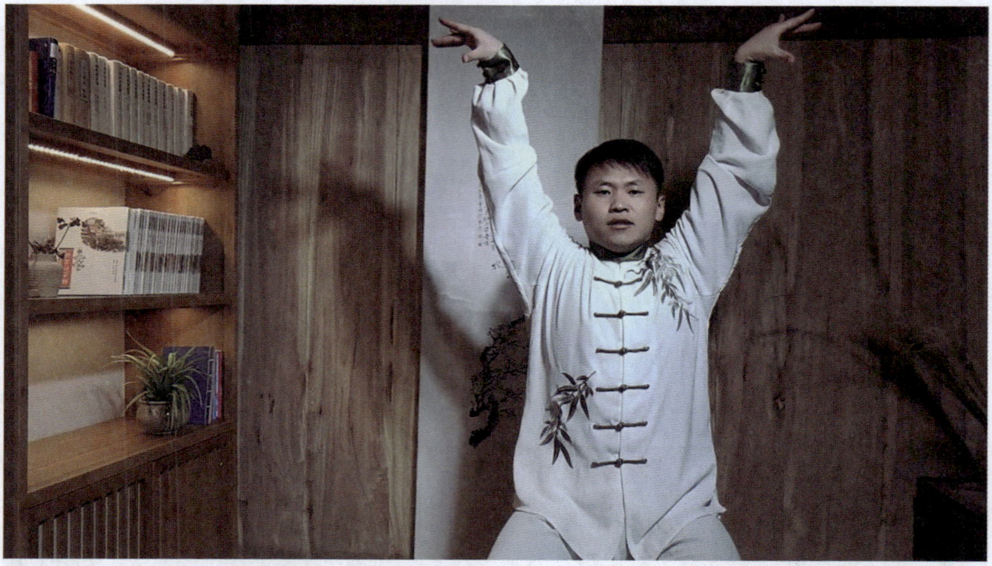

图7-5 展翅飞翔郁气消

收尾式：穴位拍打通肺经（图7-6）

动作顺序：用大鱼际搓揉两乳连线中点的膻中（快速搓擦约15秒）；拍打肺经，男从左起、女从右起，沿着肺经走行，从一手拇指桡侧开始沿前臂桡侧，到上臂前边外侧至胸壁外上方，再横拍至对侧胸壁，沿对侧上臂至拇指末端，再沿手臂外侧手大肠经往回拍（重复1～3次）；搓揉枕外隆突下缘风池（两侧各快速搓擦约15秒，重复1～3次）；搓擦鼻翼两侧（快速搓擦约15秒，重复1～3次）；调息，两手上起至胸前吸气，内合下落呼气。重复1～3次。

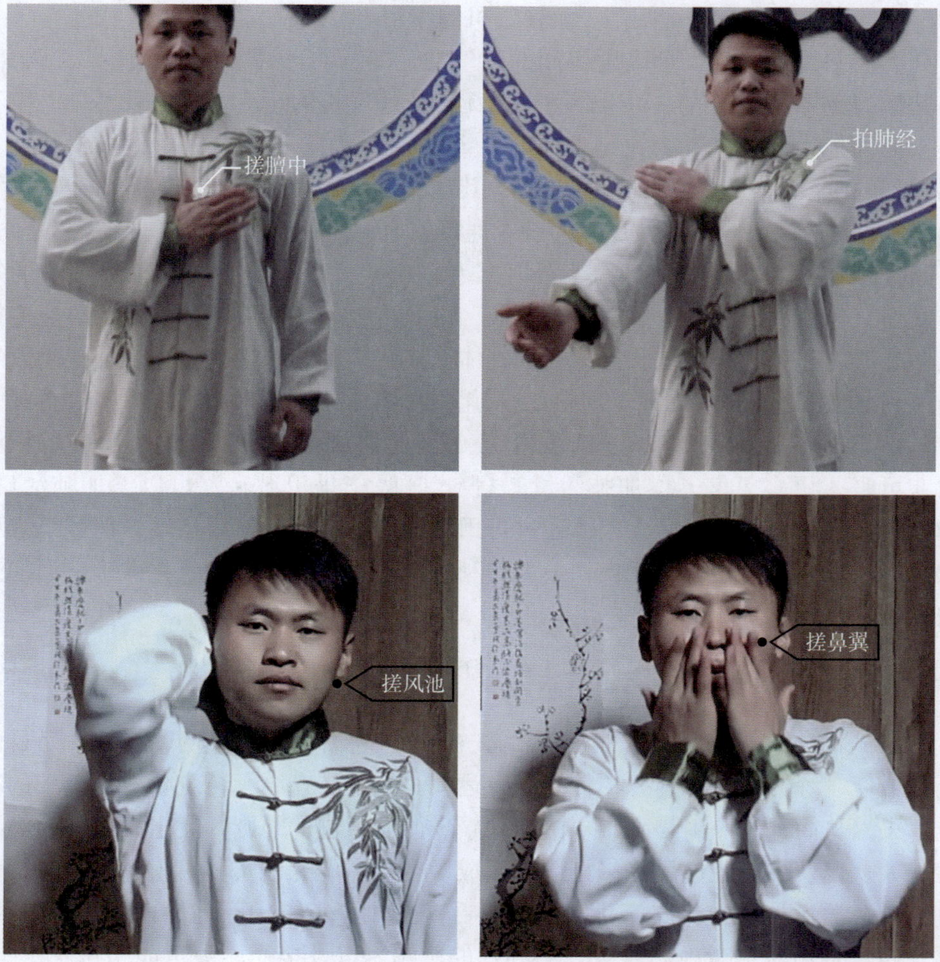

图7-6　穴位拍打通肺经

第2节　五式太极

一、太极拳简介

太极拳是我国传统的有氧运动，是传统武术和导引养生术之集大成者。《太极拳经》中记载："太极者，无极而生，动静之机，阴阳之母也。动之则分，静之则合。无过不及，随曲就伸。"其种类较多，基本要求以中正、平衡和放松为根基，以灵活变化而不妄动为准绳，以柔和自然、刚柔并济为体现。呼吸均匀柔和，形气合一，具有平衡阴阳、调畅气机的作用。

太极拳是意、气、形高度协调的动气功，“三调合一”（调意、调息、调身）是其最高境界。人体的一切生命活动，无不依赖气机的运行。气虽看不见、摸不着，但却是生命的源动力，是人体“三宝”（精、气、神）之一。太极拳“气与形合”的阶段称之为“练气”“调息”，其动作讲究呼吸和动作的结合，通过以气运身，形气合一，从而“按摩”内脏、通畅气血、促进血液循环。

太极拳的呼吸过程大致分为外呼吸和内呼吸。外呼吸是肺与外界环境的气体交换，包括从外界输送氧气进入血液，以及将组织和血液中产生的二氧化碳排出体外。内呼吸则是组织和血液中的气体交换，指利用肺换气将进入肺泡的氧气输送到血液和组织，并将其产生的二氧化碳排出体外。当采用腹式呼吸进行吸气时，由于横膈肌收缩，穹隆扁平，上腹部因此而放松、隆出，此时胸腔容积增大，可吸入更多氧气，增加肺活量。“腹式呼吸＋丹田潜转”可以增加肺活量，加强内呼吸。吸入氧气后，人体通过丹田和胸腔的左右、前后运动，促进组织和血液中氧气与二氧化碳的交换，最大化利用氧气，充分呼出二氧化碳，从而加强内呼吸。

（一）24式简化太极拳与五式太极

24式简化太极拳是第1种由国家统一规定且符合国际标准的太极拳，是目前流传最广、练习者最多的一项传统心身运动。其动作在继承传统杨式太极拳的基础上去繁从简，按照由易到难、由简入繁、循序渐进的原则，突出太极拳的健身性和大众普及性，经过反复修订创编而成，有较多研究证实其对人体心身有较多益处。但学习并掌握24式简化太极拳需要较长时间，有人可长达数月。考虑新型冠状病毒肺炎对患者患病后生理和心理的影响，以及接受能力可能相对受影响，福建医科大学附属第一医院的康复医学科在24式简化太极拳的基础上进一步简化，经过康复专家小组共同讨论，精炼出五式太极，便于患者学习和掌握，促进肺功能和生理功能的恢复。

（二）太极拳与肺康复

目前，肺康复主要是借鉴相对成熟且公认的慢性阻塞性肺疾病患者的肺康复治疗方案，以运动训练为核心，还包括健康教育和营养支持。该方案中包含的肺康复项目有：①合理饮食教育、戒烟、心理教育，使患者更好地面对生存挑战。②个体化有氧运动和抗阻运动，包括在医院康复中心进行个体化运动。方案设计采用FITT（frequency，频率；intensity，强度；time，时间；type，类型）原则，内容包括下肢运动训练（增强患者的心肺运动功能和下肢运动能力）、上肢运动训练（增加前臂运动能力，减少通气需求）及呼吸肌训练（改善患者呼吸肌功能，减轻呼吸困难等症状）。

虽然肺康复在发达国家的发展比较成熟，但由于人员和设备的成本和限制，即使在发达国家，患者接受肺康复的比例仍有限，且患者即使在医院进行了肺康复训练，但出院后坚持的比例较低。因此，一些能够克服这些障碍的替代运动研究一直在进行。

肺康复虽然在中国的临床康复中有些应用，但没有得到足够的重视。因此，在康复医学发展历史只有近40年的中国，神经康复、骨康复相对成熟，但在患者中普及度仍很低。近几年，心肺康复才刚起步，广大患者甚至对康复都不太了解，然而如何使新型冠状病毒肺炎患者能够最全面、最经济、最便捷地接受并坚持肺康复训练，提高生存率和生活质量，值得进一步深入研究。

（三）运动与太极拳

运动是肺康复的核心内容。有研究证实，运动在减轻疾病负担和生理、心理症状及最大程度提高与健康相关的生活质量等方面起重要作用，对改善个人健康状况及运动耐力具有显著效果。长期、规律的运动能够提高肺活量、肺通气量等呼吸功能指标，并减缓衰老。鉴于运动可改善心肺康复结局，相关国际指南推荐心肺功能障碍患者每周应至少参与150分钟的中等强度运动，避免长时间的久坐不动。

太极拳是中等强度的有氧训练，可增加峰值耗氧量（是评估患者心功能、运动能力及预测预后的最可靠指标）。更重要的是，太极拳可加强上下肢功能、调节呼吸、改善呼吸肌和股四头肌的肌力，几乎包含了现代肺康复的所有必要元素。太极拳是一种符合人体结构规律、能让头脑与身体联系更紧密的运动。哈佛大学医学院的一项长期研究证实，太极拳在诸多领域对保护和改善健康具有积极作用，特别是对中老年人。此外，太极拳解决了心肺康复标准医疗的时空成本局限性，可以以社区或家庭为场所进行基础训练。在所有的太极拳运动研究中，太极拳组受试者退出率很低，其静心安神的作用被大多数练习者喜爱，并计划将太极拳作为一项长期运动坚持，同时无相关不良事件报道。

因此，福建医科大学附属第一医院的康复医学科探索了一种既经济有效且依从性较高，又囊括现代肺康复核心元素（如与呼吸相关的核心肌群）的运动方式，即五式太极。

二、五式太极图文介绍

五式太极选取了太极拳在肺功能改善方面的优势动作（包含6个部分），通过肺腔的3个维度进行上下径、左右径、前后径的拉伸，调节呼吸，配合动作导引，促进肺功能康复。五式太极分为坐式和站式，站式主要将坐式动作改为下肢站桩姿势下练习。下面具体介绍坐式五式太极的详细操作。

扫描二维码观看“五式太极（坐式）”视频

预备式：丹田功（图7-7）

动作顺序：取端坐位，下颌稍内收，头顶向上稍领劲；两手交叉叠于腹前。

呼吸要点：应用腹式呼吸，吸气鼓肚子，呼气，收腹、提肛、绷腰。

动作要领：头向上顶，下颌微收，胸部宽舒，腹部沉紧，上体中正，臀部坐实，足踏实地。

动作细节：体验腹部起伏，尽量让呼吸深沉，不要憋气。

功法作用：宁静安神，调整呼吸，加大肺部整体呼吸深度；端正身形，从精神上和肢体上做好练习前的准备。

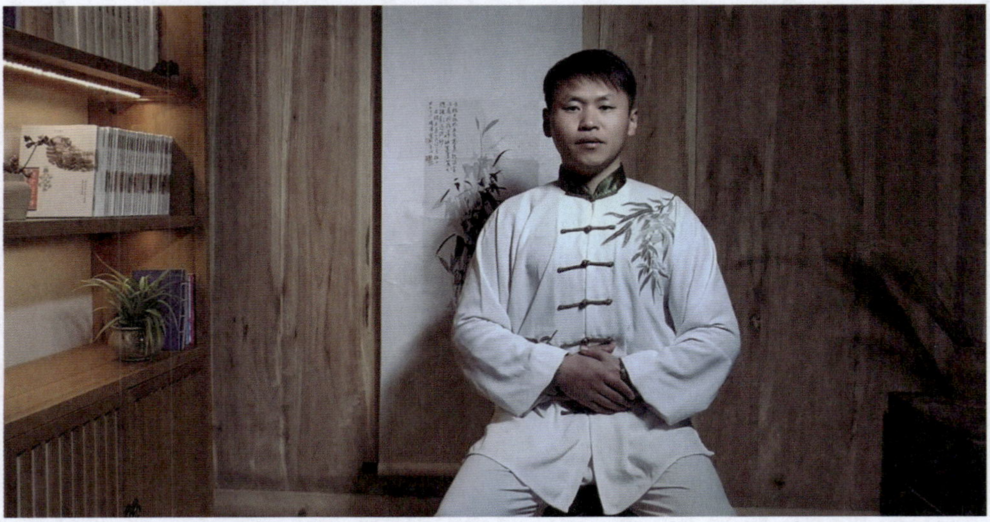

图7-7 丹田功

升降式：胸廓上下径运动（图7-8）

动作顺序：两臂慢慢向前举至胸前，两手心向下；两掌轻轻下按至腹前，目视前方。

呼吸要点：上举时缓缓吸气，下落时缓缓呼气。

动作要领：上举两臂时，不可耸肩，两掌下按时沉肩垂肘，松腕舒指，上体中正。

功法作用：有利于肺腔上下径的运动，增加肺的纵向活动空间。

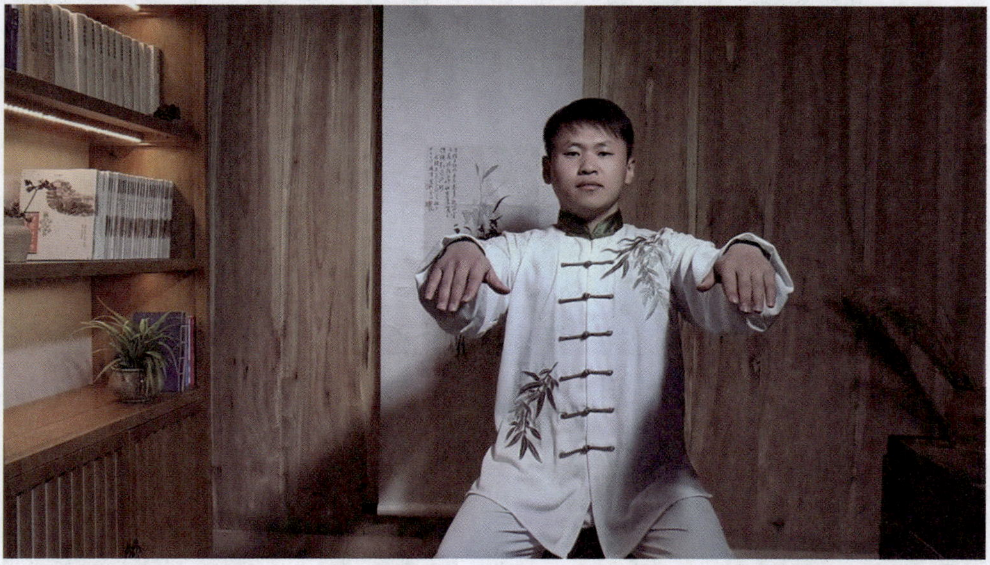

图7-8　胸廓上下径运动

开合式：胸廓左右径运动（图7-9）

动作顺序：两手提至胸前，指尖朝前，两掌相对（一头横向距离），目视前方；两手向两侧打开至两手呈抱大圆状；两手内合至掌心相对一头宽，目视前方。

呼吸要点：两手打开时吸气，两手闭合时呼气。

动作要领：两手打开如拉丝，两手闭合如按气球；两手打开时胸廓横向打开，肩胛骨有内夹趋势，两手闭合时胸部内合。

功法作用：两手打开、展肩、扩胸可使胸廓得到充分扩张，使肺吸入更多清气，吐出浊气，同时改善胸闷、气短等症状。

倒卷肱：胸廓前后径拉伸（图7-10）

动作顺序：上体稍右转，两手翻转向上，右手随转体向后上方划弧上举至肩上耳侧，左手伸于体前；上体稍左转，眼视左手；右手推至体前，左手向后、向

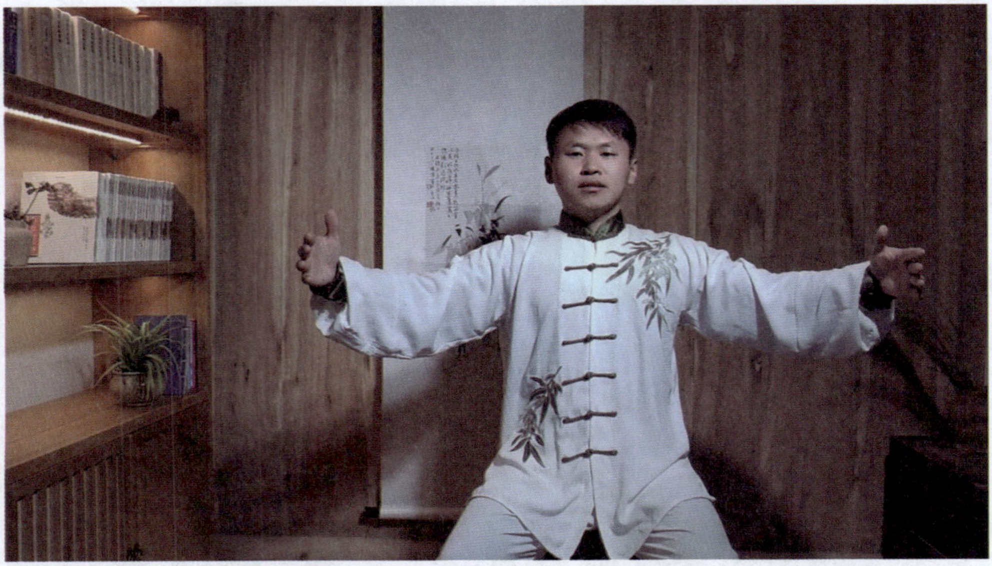

图7-9 胸廓左右径运动

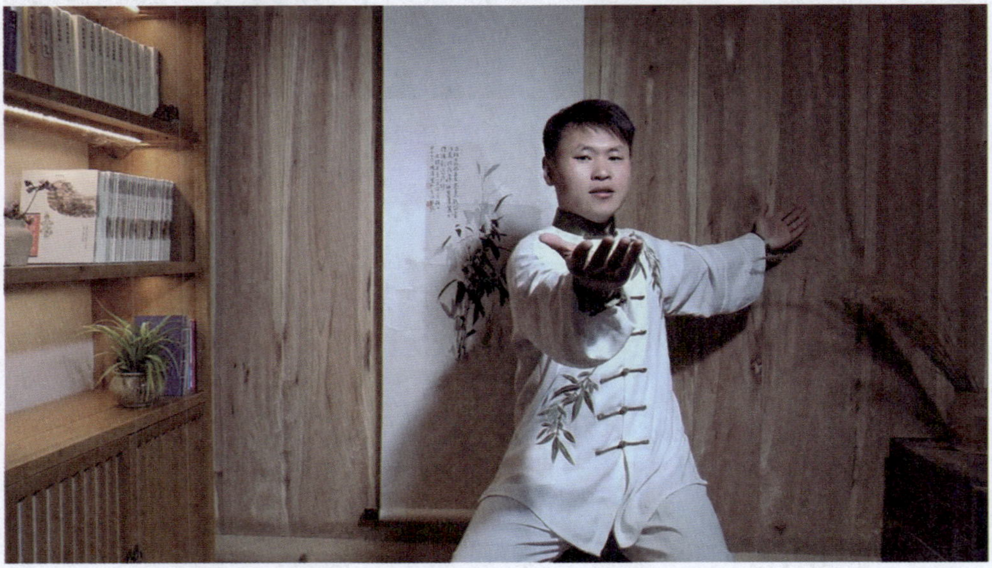

图7-10 胸廓前后径拉伸

下划弧，收至左腰侧，手心向上，眼视右手。

呼吸要点：一手向后打开时吸气，一手向前推出时呼气。

动作要领：转身时用腰带手后撤，推掌走弧形且坐腕舒指。

功法作用：通过手部的前推和回收，带动前后两侧胸廓的旋转、打开、闭合，拉伸胸廓螺旋线，增加胸椎的灵活性和胸廓活动度。

云手：整体运动（图7-11）

动作顺序：上体左转，左手向上、向左划弧至左侧前，掌心向内，右手掌心向下转至左腹前；两手在左前方交叉，左手向下，右手向上；上体右转，右手经头前向右划弧运转，掌心逐渐由内转向下，左手向下、向右划弧，停于右侧腹前，掌心逐渐翻转向内，视线随右手运转；两手在右前方交叉，左手向上，右手向下，反方向云手。

呼吸要点：向左转时吸气，向右转时呼气。

动作要领：转身时以腰为轴，转腰带手交叉划圆。

功法作用：通过胸、腰部的转动和手部的云手变化，使胸、腹腔得到很好的协调活动。

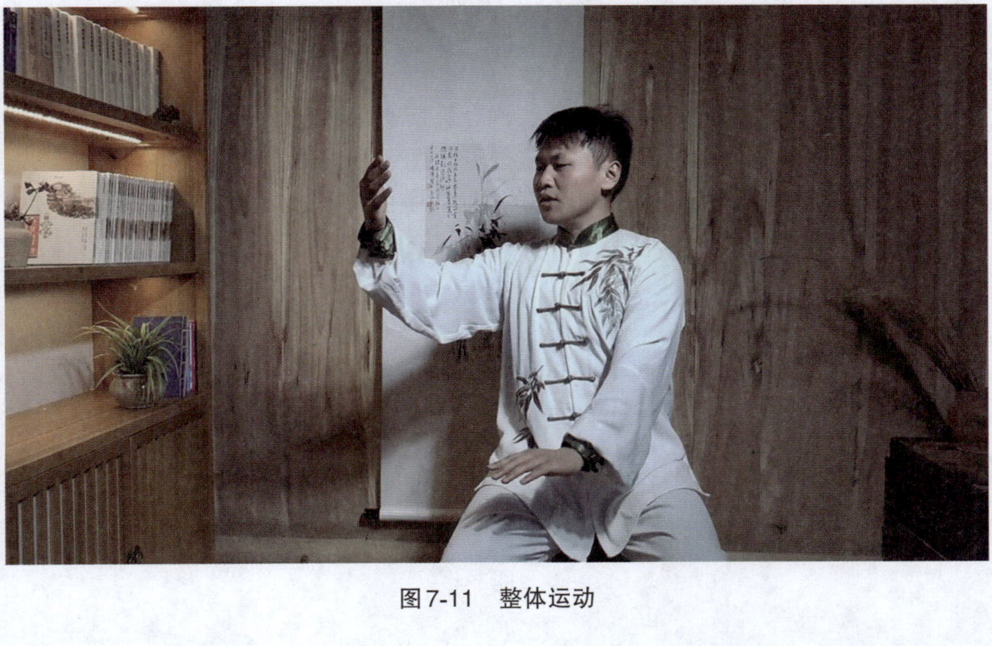

图7-11　整体运动

单举式：侧肋运动（图7-12）

动作顺序：两手胸前搭腕，掌心向内；左手外旋翻掌向上撑，右手外旋翻掌下按至右髋旁，两手对拉拔长；左手内旋下落，右手内旋上升，胸前交叉，掌心向内；右手外旋翻掌向上撑，左手外旋翻掌下按至左髋旁，两手对拉拔长。

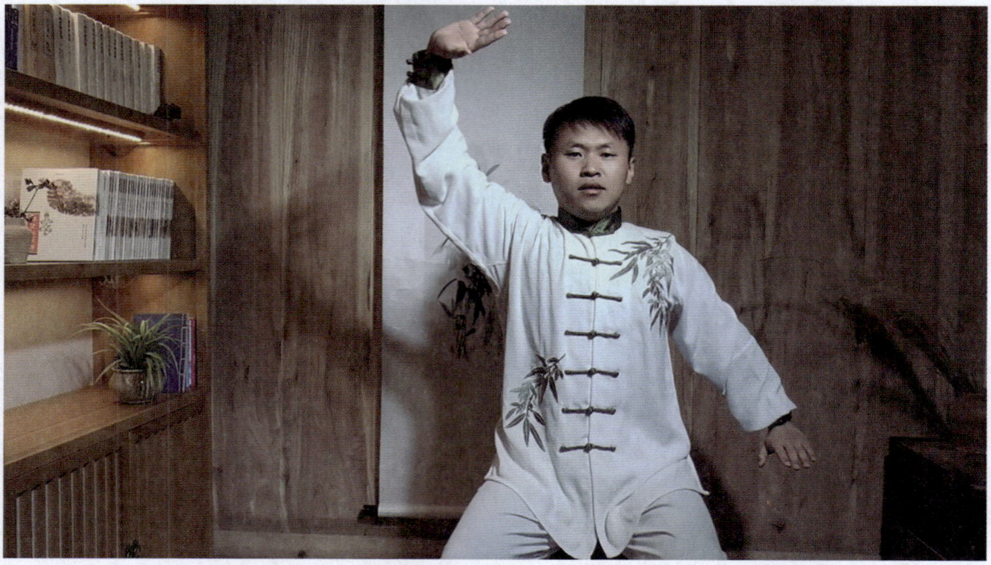

图7-12 侧肋运动

呼吸要点：单手上下对撑时吸气，内合胸前交叉时呼气。

动作要领：以膻中为中心点，内聚外开，两手掌根用力对拉牵伸。

功法作用：通过一举一按，促进侧边肋间隙的打开、闭合，通过对角线对拉拔长刺激拉伸胸部螺旋线，使胸部的打开、闭合运动更加灵活。

收尾式：调息（图7-13）

动作顺序：调息3次，两手上起吸气，内合下落呼气，第1息两手起至胸前，第2息两手起至额前，第3息两手起至头顶百会上方；3次调息完结束动作。以上动作每组重复3～6次，每日重复3～6次。

呼吸要点：呼吸尽量匀长且与动作相互融合，坚持练习以达到逐渐提高呼吸功能的作用。

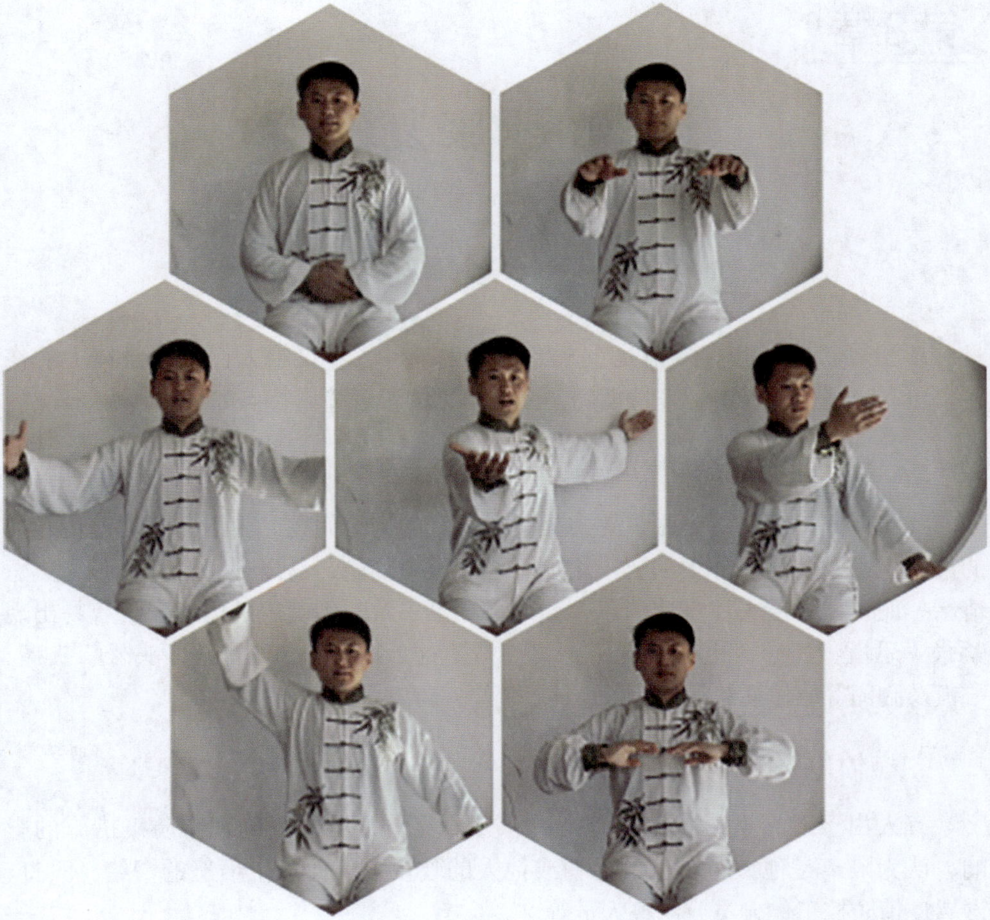

图7-13　调息

第8章

心理康复

第1节　心理障碍特点

新型冠状病毒肺炎疫情是重大突发卫生事件，不仅给人们带来身体上的伤害，更有心理上的冲击。疫情期间，公众常见的心理障碍特点如下。

一、恐慌、紧张、焦虑

疫情期间，恐慌、紧张、焦虑是公众首发的情绪问题。由于公众对疫情感染的过多担忧及防疫工作中的要求增加、心理压力加剧，易出现恐慌、紧张、焦虑情绪。而且，过度关注疫情消息，如网络上不一致、不确定的内容，更容易出现紧张、恐慌、焦虑，更有甚者听到“疫情”这2个字就出现冒汗、头晕、头痛、心慌及胸闷等躯体症状。

二、愤怒

有人由于对新型冠状病毒肺炎的认知不充分，不能正确理解防疫措施的影响，认为隔离是他人对自己的惩罚或他人的歧视，从而产生愤怒的情绪，殴打、谩骂疫情防控工作人员或医务人员等。

三、抑郁

个体或家人罹患新型冠状病毒肺炎后，可能会出现心情烦闷、食欲缺乏、不想活动、对很多事物兴趣不佳，甚至产生消极想法。

四、睡眠问题

在新型冠状病毒肺炎的压力下，有人容易出现紧张、焦虑，有人可能出现难以入睡、早醒、多梦、噩梦及头脑不清醒等睡眠问题。

五、急性应激障碍

急性应激障碍是由剧烈的、异乎寻常的精神刺激或生活事件或持续困境的作用下引发的精神障碍。新型冠状病毒肺炎患者出院后，可能因为巨大的生活事件如得知亲人去世而出现急性应激障碍。急性应激障碍若在1个月内无法缓解，则易转变成创伤后应激障碍。急性应激障碍患者表现为明显的兴奋状态，如话语增多、行为活动增加及易激惹，甚至可能出现伤人或自伤行为；此外，还伴有出汗、头晕、胸闷及气短等自主神经功能失调症状，严重者可出现精神病性状态。这些症状的持续时间一般不超过1周。

六、创伤后应激障碍

疫情期间，有人由于焦虑、紧张情绪没有改善，且家人因新型冠状病毒肺炎去世，在双重打击下，表现出持续的闪回，即脑海里不断出现家人去世、抢救肺炎患者的画面，不能提及家人有关的事情或有关疫情的事情，一旦提及就采取回避行为等。

第2节　应激障碍治疗

无论是社会群体还是个体，新型冠状病毒肺炎对其都是一个突发应急事件。除了生命的安全问题，新型冠状病毒肺炎还伤害人们的心灵，给人们的生活带来诸多不利影响。

有证据表明，心理治疗可有效减轻创伤后应激障碍、抑郁、焦虑的症状。因此，通过心理治疗，患者可正确认识新型冠状病毒肺炎，减轻恐惧，重建信心，发挥自身能力和潜力，恢复心理平衡。心理治疗包括支持心理治疗、认知行为治疗、放松疗法及音乐疗法等。在实际工作中，心理工作者不论是在“线上”还是在“线下”，都应给予患者个性化的心理干预。

一、支持心理治疗——社会支持

社会支持包括家庭、工作单位及社区等给予的支持。家庭支持治疗可有效减轻患者的焦虑、抑郁情绪，改善睡眠状态，故心理工作者应多方面、多渠道了解新型冠状病毒肺炎患者的家庭支持能力，帮助强化这些能力，进而减少个体的紧张、焦虑、恐惧。另外，患者可与工作单位的同事交流，倾诉担忧，克服人际隔离。

二、认知行为治疗

认知行为治疗是一种有结构、短程、有认知取向的心理治疗方法，主要针对不合理认知导致的心理问题。其也是通过认知重构、心理应对、解决问题的方式达到矫正并适应不良情绪和行为的心理治疗方法。应用于创伤后应激障碍的认知行为治疗有心理卫生教育、暴露法、认知重建及焦虑管理训练等，这些方法在临床中经常联用。

三、放松疗法

放松疗法是一种自我主动调整的方法，通过反复练习，让自己能有意识地控制生理、心理过程，增强机体的适应性，有效缓解恐慌、紧张、焦虑及抑郁等情绪，改善睡眠质量，减少疼痛，增强自信心。当个体的情绪非常紧张或恐慌时，可以进行呼吸放松训练、肌肉放松训练、冥想训练，网络上能下载相关的视频、音频文件。

四、音乐疗法

轻柔、舒缓的音乐可使患者交感神经的兴奋性降低，焦虑情绪和应激反应得以缓解，促使患者处于放松状态，在一定时期内能使冠心病患者的心率减慢、心脏供血改善、消除或减轻临床症状。

五、神经调控干预

美国食品药品监督管理局（Food and Drug Administration，FDA）批准重复经颅磁刺激（repetitive transcranial magnetic stimulation，rTMS）用于精神障碍的治疗。针对新型冠状病毒肺炎疫情下产生的如焦虑、抑郁、恐惧及失眠等心理危机，rTMS能很好地缓解这些症状。rTMS是脑病科应用较广的一项神经电生理技术，近年来应用时发现其具有无辐射、无创伤、操作简单及安全性好等特点，并且可以对大脑皮质产生持久的良性刺激，脑病科广泛将其应用于失眠、抑郁和焦虑等问题的治疗。

（一）磁刺激神经调控原理

TMS是一种无痛、非侵入性的作用于中枢神经系统（主要是大脑）的神经调控技术，磁刺激信号经过颅骨刺激大脑神经，影响脑内代谢和神经电活动。

（二）磁刺激神经调控对神经的作用

刺激频率≤1 Hz为低频，＞1 Hz为高频。低频具有抑制神经兴奋性的作用，高频具有提高神经兴奋性的作用。但临床研究显示，5 Hz及以上的高频具有稳定的兴奋作用。rTMS的作用依赖于治疗的部位、频率及强度等参数。

（三）新型冠状病毒肺炎相关心理应激障碍的治疗推荐和建议

1.抑郁症

（1）临床推荐1：左额叶背外侧高频。A级推荐，Ⅰ、Ⅱ、Ⅲ级证据。

（2）临床推荐2：右额叶背外侧低频［或持续短阵快速脉冲刺激（cTBS）］联合左侧额叶背外侧高频［或间歇短阵快速脉冲刺激（iTBS）］。B级推荐，Ⅱ、Ⅲ级证据。

2.焦虑障碍

（1）临床推荐1：右额叶背外侧高频或左额叶背外侧治疗创伤后应激障碍。B级推荐，Ⅲ级证据。

（2）临床推荐2：右侧额叶背外侧和颞顶区低频刺激治疗惊恐发作和广泛性焦虑障碍。B级推荐，Ⅱ、Ⅲ级证据。

3.睡眠障碍　临床推荐双侧额叶背外侧和顶枕区域低频刺激。Ⅱ、Ⅲ级证据。

以上治疗方案应保证单次治疗的刺激脉冲数，最大累加应不低于1600脉冲，1800～2000脉冲最佳，适龄儿童、孕产妇、年老者可适量减少脉冲数。

综上所述，攻克新型冠状病毒疫情的关键时期及后期、加强对心理危机的干预能力、完善心理危机的处理系统，有利于安抚公众情绪、稳定社会生活、提高整个社会应对危机的能力。

第3节　心理调适治疗

心理调适是借助心理学知识对人的认知、情绪情感及意志等心理活动进行调节，改变心理状态。在面对新型冠状病毒肺炎疫情时，不同人群会产生各种各样的心理问题，但这些心理问题有许多的共同点。下文先介绍自我心理调适的通用方法，再介绍与人和谐相处的心理调适要点，最后介绍不同人群心理自我调适时要注意的问题。

一、自我心理调适的通用方法

新型冠状病毒肺炎疫情期间，自身心理和谐是个体正常生活、工作的必要条件，也是建设和谐社会的基础。自身的心理和谐主要表现在个体能客观地认识自己、认识社会、情绪稳定、使自己的言行能适应生活和环境。调适的主要内容如下。

（一）充分正确认识新型冠状病毒肺炎疫情

面对疫情，不同人群出现的心理反应是不同的。有人表现为严重的情绪行为反应、恐惧害怕及进行过度的保护措施。出现这种情况是个体不能客观认识疫情所导致的。因此，客观、正确认识疫情是重中之重。

（二）理解接纳自己因新型冠状病毒肺炎产生的情绪反应

出现紧张、焦虑及害怕等情绪是个体面对威胁出现的正常情绪表现。个体不要去排斥，应试着感受、体验、接纳这种情绪，带着这种情绪回归自己的生活，寻找生活的新规律，慢慢地这种情绪就会逐渐消失。

（三）矫正错误认知，改变错误行为

当个体认为自己感染了新型冠状病毒肺炎，就会想象自己周围存在着该病毒，进而表现为紧张、害怕、不敢出门、不敢触碰任何东西，然后反复消毒、清洗。这种情况下，个体要科学、合理地认识新型冠状病毒，正确认识感染该病毒的途径，矫正认知，改变自己的情绪和行为问题。

二、与人和谐相处的心理调适要点

（一）尊重他人

敬人者人恒敬之。尊重，就要尊重别人的权利、意见、人格。

（二）赏识他人

即用赞美、信任、期待的态度与他人相处。

（三）宽容他人

具有宽容之心的人能理性对待矛盾冲突并妥善处理，增加人际间的吸引力和凝聚力。

（四）善于妥协

妥协是处理矛盾的基本方法。

三、不同人群心理自我调适时要注意的问题

（一）新型冠状病毒肺炎患者

新型冠状病毒肺炎患者可结合自己的兴趣爱好，做一些适合自己身体状态的活动。轻型患者可以进行有氧运动如慢跑等，重型患者需要卧床休息或做一些使自己放松的事情，如听音乐、看书等。

（二）防疫工作人员

防疫工作人员要劳逸结合，适当休息和补充营养非常重要，是进行心理自我调适的基础。

（三）被隔离人群

被隔离人群除了要适应医学观察环境外，可在观察期内思考由于隔离给自己带来的生活上和工作上的困扰，将问题细致地罗列，根据各项方法的优劣，选择最佳的方式解决问题。

第4节　音乐疗法

音乐疗法是利用音乐的听、奏、唱等各种形式治疗疾病或促进心身健康的一种治疗方法，是一个系统的干预过程。

一、感受式治疗

以欣赏音乐为主。借助音乐－色光治疗仪将音乐欣赏、音乐色光、音乐气息及音乐电流等多种功能融于一体，产生刺激和催眠等生理、心理效应。

二、参与式治疗

演奏或表演音乐作品。

三、结合式治疗

同时运用上述2种方式。可以以参与式为主，辅以感受式治疗；也可以以感受式为主，辅以参与式治疗。

四、音乐电治疗

音乐电是具有一定节律、频率和幅度不断变化的不规则正弦电流。

音乐电治疗是音乐信号经声电转换器转换成电流，再经放大，采用电极将电流导入人体的治疗方法。

五、音乐冥想疗法

音乐冥想疗法是一种经典的音乐疗法，利用音乐，练习者配合呼吸进行联想、回忆，进入一个美妙的环境，使身体处于一个放松的氛围中。

六、音乐气功疗法

常见有2种：一种是在练气功时，佐以相应的音乐。有证据表明，音乐能使练习者更快进入状态。另一种是指气功中与音乐治疗有关的功法，如“六字诀”“五音内视五脏法”“化音功”等。

福建医科大学附属第一医院康复医学科联合心理科向公众推出放松训练音频（扫描二维码）。

扫描二维码收听“放松训练”音频

使用说明：①放松训练是一种自我主动调整的方法，通过反复练习，让自己能有意识地控制生理、心理过程，增强机体的适应性，有效缓解恐慌、紧张、焦虑及抑郁等情绪，改善睡眠质量，减少疼痛，增强自信心。适用人群包括抗疫工作者、居家隔离者、新型冠状病毒肺炎轻症患者、孕产妇、普通群众。②本音频有2段内容，并不一定适合所有人，若在聆听过程中有任何不适，请停止。③建议选择一个相对安静的场所收听。

第9章

颈肩酸痛自我缓解

第1节　颈肩酸痛与康复

一、颈肩酸痛的流行病学

《颈椎病的分型、诊断及非手术治疗专家共识（2018）》指出，颈椎病是指颈椎间盘退行性改变及其继发的相邻结构病理改变累及周围组织结构（神经、血管等）并出现与影像学改变相应的临床表现的疾病。根据不同组织结构受累而出现的不同临床表现，可将颈椎病分为颈型、神经根型、脊髓型和其他型。颈型颈椎病又称韧带关节囊型颈椎病，在临床上极常见，以颈部症状为主，常表现为颈部酸、痛、胀、不适及活动受限，是最早期的颈椎病，也是其他类型颈椎病共同的初期表现。长期伏案工作、局部肌肉劳损、过度疲劳、睡姿不当及不良姿势等均容易导致该病的发生。研究表明，医务人员作为一类特殊群体，其患慢性病的风险明显增加，其中颈椎病的发生率高达66.2%，位居首位。

颈椎退行性变是颈椎病发病的病理基础，生物力学失衡是颈椎病的主要成因，而颈椎节段性不稳及相关肌群薄弱是生物力学失衡的主要原因。因此，在药物治疗、物理治疗改善颈椎病症状的同时，最重要的是强化主动肌力训练，增强颈椎的稳定性，进而改善生物力学平衡。运动控制训练可通过中枢有意识地调控错误的控制模式、缓解颈痛，其中又以肌肉牵伸技术及肌力训练最为推荐。

二、肌肉牵伸技术与肌力训练

颈肩部长期处于不良姿势，会导致肌肉紧张、韧带等纤维组织基质中水分减少、黏弹性减弱及纤维之间润滑作用降低，最终导致软组织挛缩，产生酸痛。因此，早期、正确进行牵伸治疗尤为重要。肌肉牵伸技术是指运用外力拉长短缩或挛缩的软组织、做关节活动范围内的轻微超过软组织阻力的运动、恢复关节周围软组织的伸展性、降低肌张力、改善关节活动范围的技术。肌肉牵伸技术可使结缔组织在牵伸应力的作用下逐渐延长，应力作用能促进胶原纤维的合成，并能使胶原纤维沿其纵轴排列、防治粘连、缓解酸痛、防止肌力失衡。

除了肌肉的牵伸，颈肩的肌力训练也不可忽视。保持脊柱健康，不仅应关注肌力的大小，还应强调肌群间的协调和平衡。研究表明，颈部深、浅肌肉协调性的破坏可导致患者浅表肌肉出现过度活动，引发颈痛。局部稳定肌对维持脊柱节段的稳定性具有重要作用。对单个肌群进行训练使其具备一定肌力、增强脊柱的稳定性，对脊柱健康特别重要；相对于腰部，颈部缺乏一些利用自身体重进行有效肌力训练的手段，故采取多样化的训练方式对颈部肌力进行训练十分有必要。Zaheen AI等也证实了针对颈深肌的肌力训练对于缓解颈肩酸痛有明显疗效。Teresa P等和Lars B等均报道，增加肌力可以保持身体的力线对齐，防止脊椎机械变形。

第2节　自我缓解

随着科技进步，现在人们的生活方式和生活习惯都有一定程度的改变，脑力劳动者伏案久坐的时间相对较长，尤其是疫情居家期间，正常的体育活动、生活活动相对减少，个体身体前方的肌肉群容易适应性地缩短，而身体后方的肌肉群处于长期被拉长的无力状态，进而出现含胸、驼背、头前引的体态，此体态最常出现的症状就是肩颈后背部位的酸痛不适。针对身体的这种变化，个体需要去拉伸及强化身体前侧和后侧的肌肉，同时根据关节相间原理，胸椎是负责灵活的，肩胛骨是负责稳定的，故个体需要训练胸椎的灵活性及肩胛骨的稳定性，让肩颈及后背得到缓解。

具体的训练动作请扫描二维码：视频中的拉伸动作可双侧交替进行，一次保持15～30秒（可酌情自我增减时间，但是建议不超过30秒），以自我感觉有牵拉感为准。左右各牵拉3次为1组，一日可进行2～3组。视频中的力量强化动作建议10～20次为1组，一日可进行2～3组。具体可根据个人情况酌情增减训练强度。如果患者既往有颈椎基础疾病，应咨询专业医生的意见；练习过程中若有不适，请停止练习。

扫描二维码观看“肩颈酸痛自我缓解”视频

一、颈部前侧肌肉拉伸

个体端坐在椅子上，大小腿夹角呈90°，下颌微收，双手虎口重叠固定在胸骨与锁骨连接处不动。然后缓慢仰头至最大角度。待颈部前侧有拉伸感时，再缓慢向左转动头部至极限位置，同时眼睛用力看向左后上方天花板，维持30秒。30秒后再缓慢向右转动头部至极限位置，同时眼睛用力看向右后上方天花板，维持30秒后，缓慢还原（图9-1）。双侧交替进行。

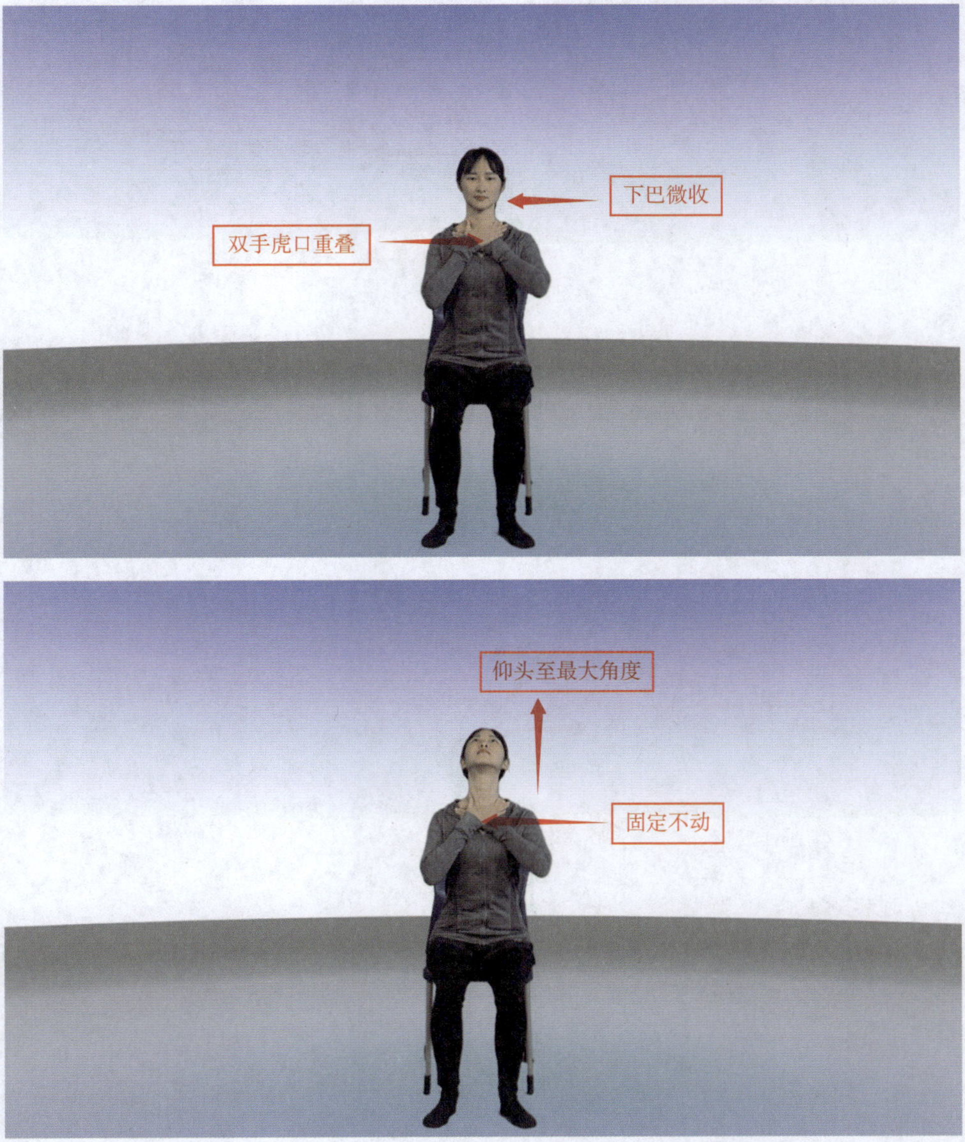

图9-1　颈部前侧肌肉拉伸

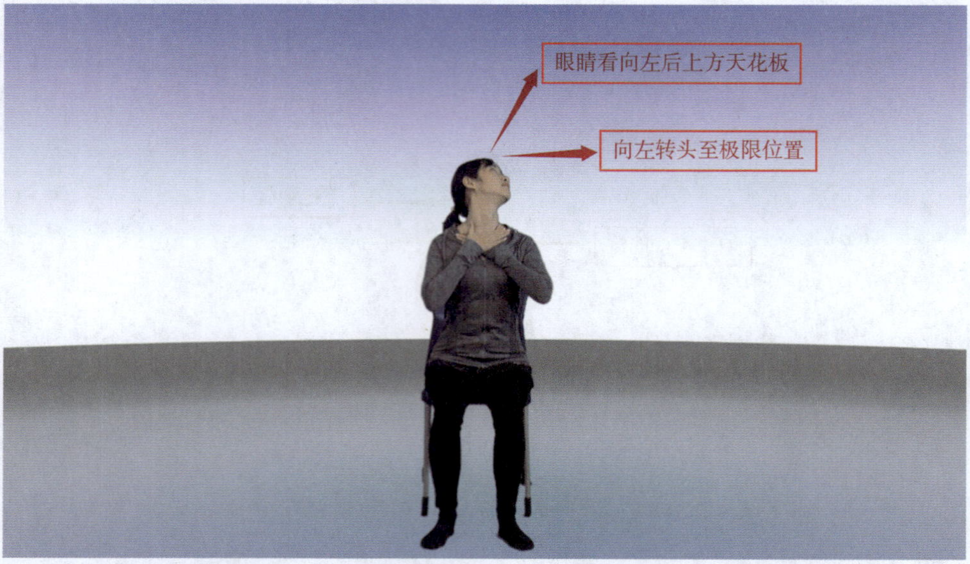
眼睛看向左后上方天花板
向左转头至极限位置

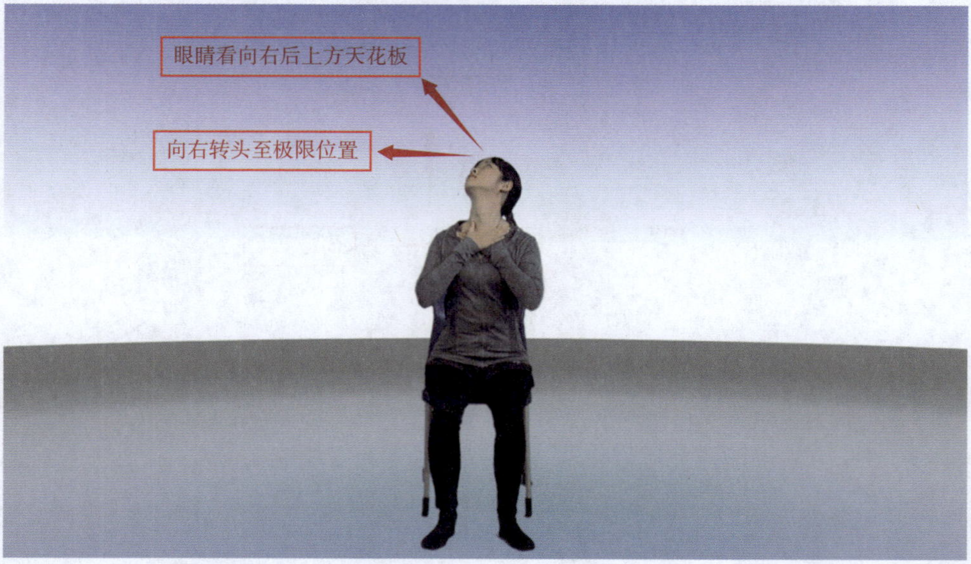

图9-1　颈部前侧肌肉拉伸（续）

二、颈部后侧肌肉拉伸

端坐在椅子上，大小腿夹角呈90°，下颌微收，头部与身体处于同一平面。双手交叉置于枕后，保持上半身不动。双手缓慢下压枕部、低头，然后枕部与双手用力相对抗，待颈部后方有拉伸感时，在此位置保持30秒，之后缓慢还原（图9-2）。

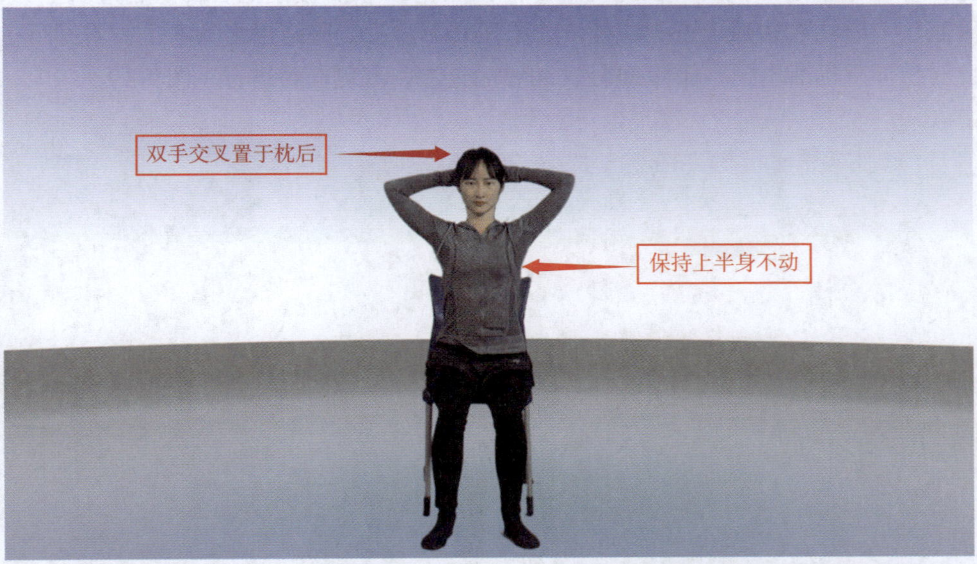

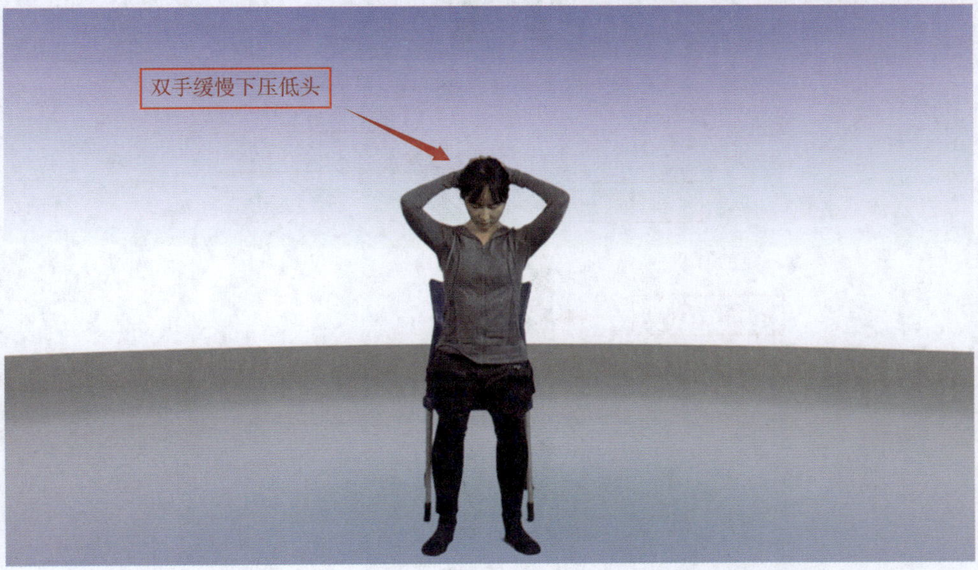

图9-2　颈部后侧肌肉拉伸

三、颈部侧方肌肉拉伸

端坐在椅子上，大小腿夹角呈90°，头部与上半身处于同一平面。以拉伸颈部右侧肌肉为例，右手掌心朝下，将右手坐在臀部下方固定不动。左手绕过头顶，放于耳朵上方，缓慢把头部往左侧扳，注意下颌要微收，右边手臂伸直，感觉右侧颈部肌肉有充分牵拉感时，在此位置保持30秒。30秒后慢慢向下低头，感觉拉伸感越来越强，同样在此位置保持30秒。30秒后缓慢把头转向右边后上方，眼睛用力看向右边后上方天花板（如果头转不过去，眼睛用力往右上方看即可）。此时拉伸感逐渐增强，保持30秒。30秒后还原，双侧交替进行（图9-3）。

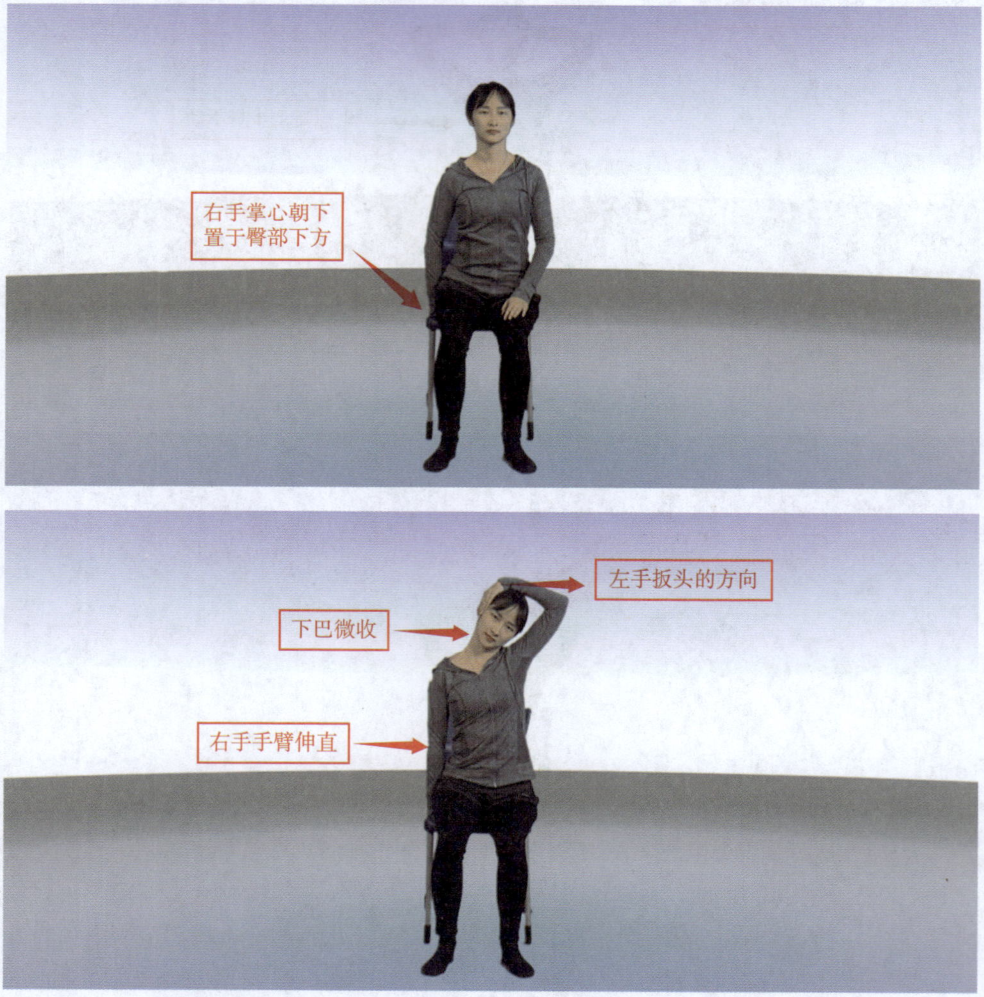

图9-3　颈部侧方肌肉拉伸

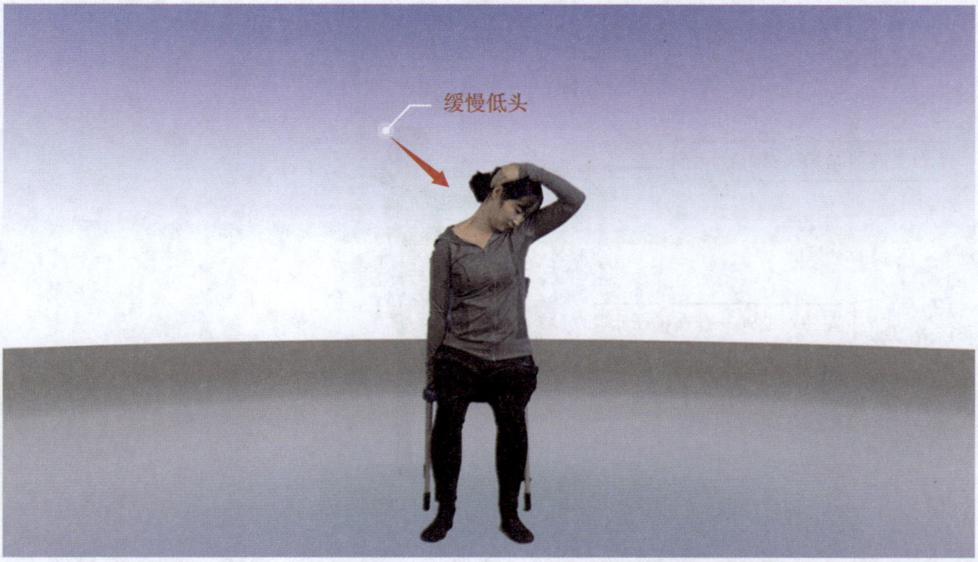

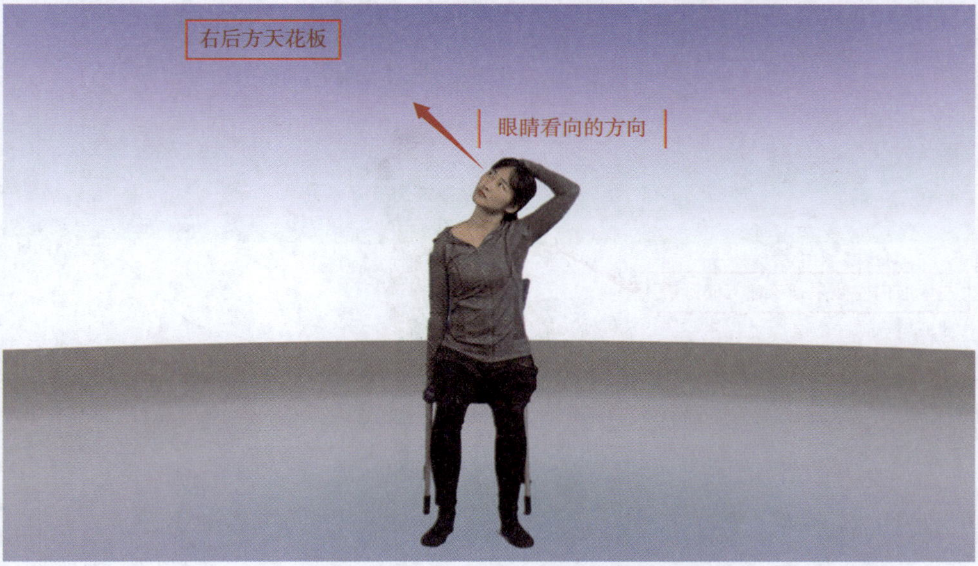

图9-3　颈部侧方肌肉拉伸（续）

四、胸椎灵活性训练

以活动左侧胸椎为例：左膝弯曲90°踩在椅子上，右足绷直站在椅子旁，右上肢保持前屈90°不动。左上肢以肩关节为轴向上向后缓慢旋转360°，旋转时感觉左手手指有往外延展的感觉，缓慢重复进行直至自我感觉肌肉酸胀停止（图9-4）。双侧交替进行。

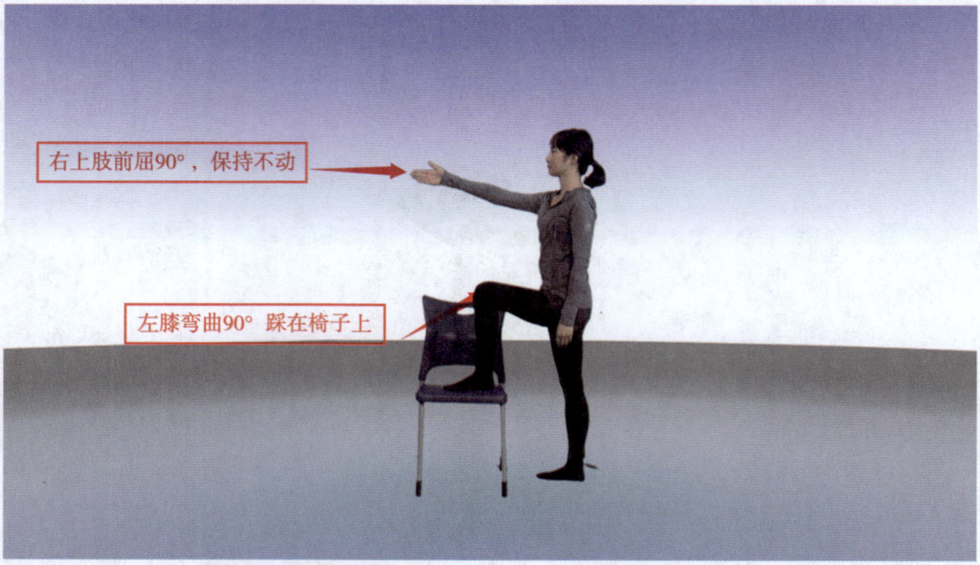

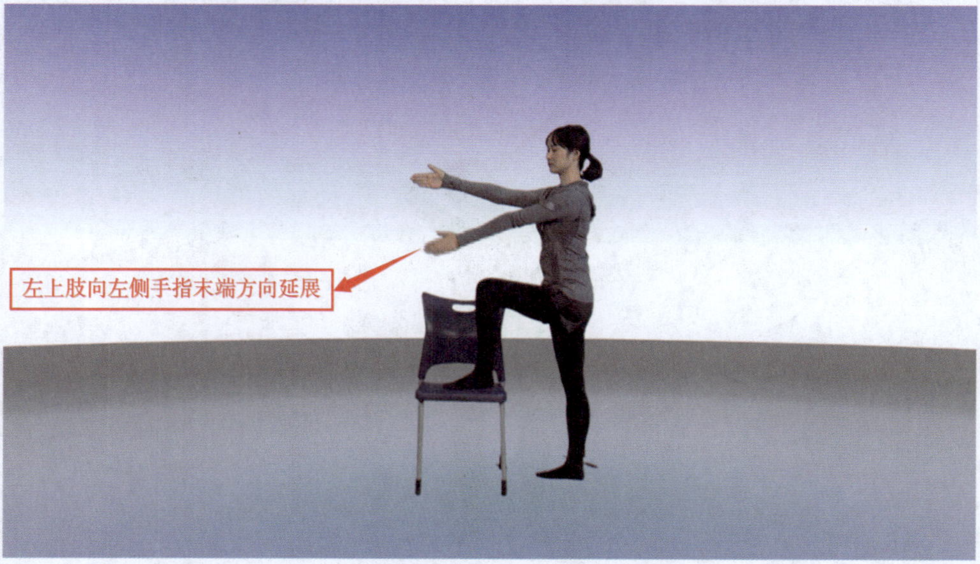

图9-4　胸椎灵活性训练

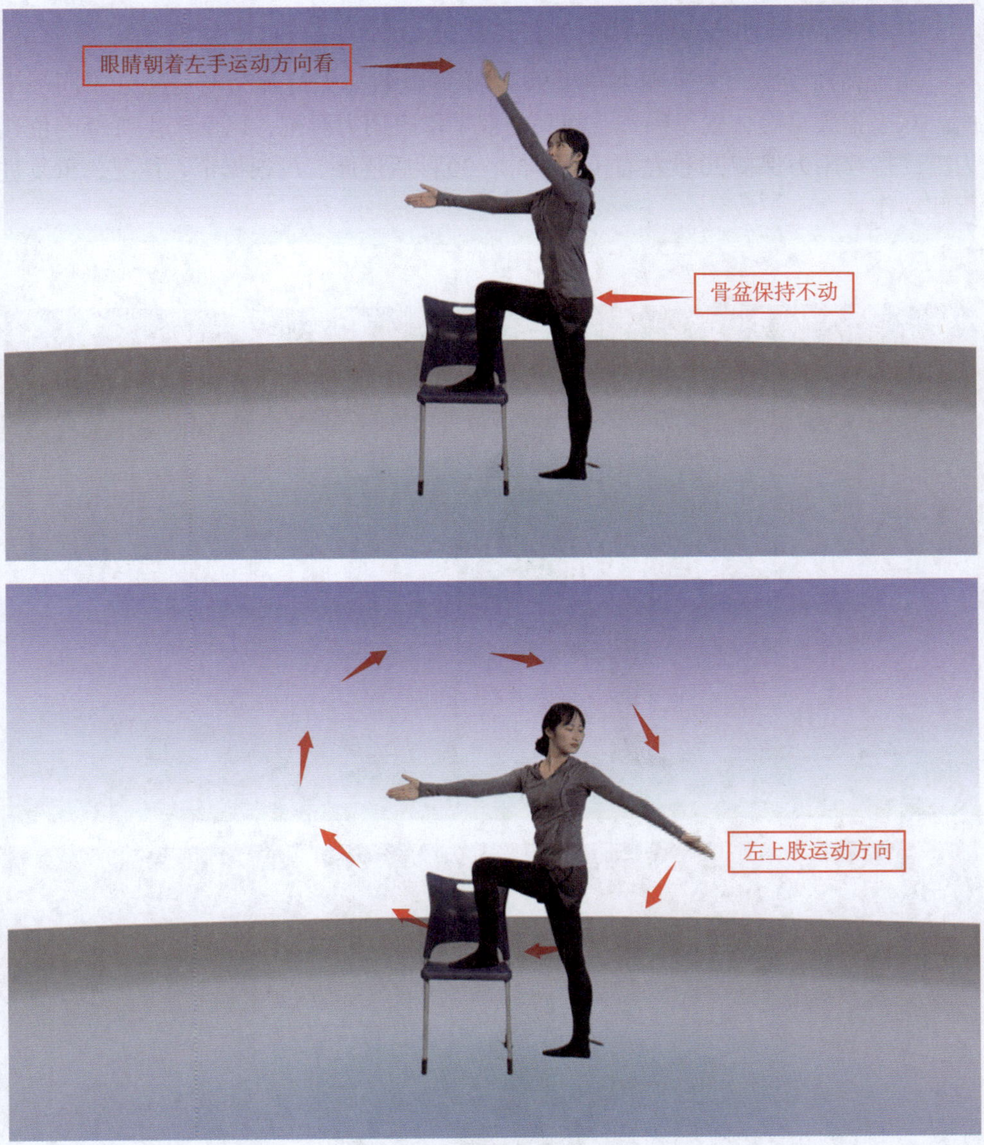

图9-4 胸椎灵活性训练（续）

五、颈深屈肌力量强化

端坐在椅子上，大小腿夹角呈90°，下颌微收，保持耳朵与肩膀处于同一平面。双手指腹重叠，置于额头，额头与双手指腹用力对抗，以不产生头部的位移为准，持续用力保持30秒左右（图9-5），30秒后还原。可根据个人情况，重复进行此动作。

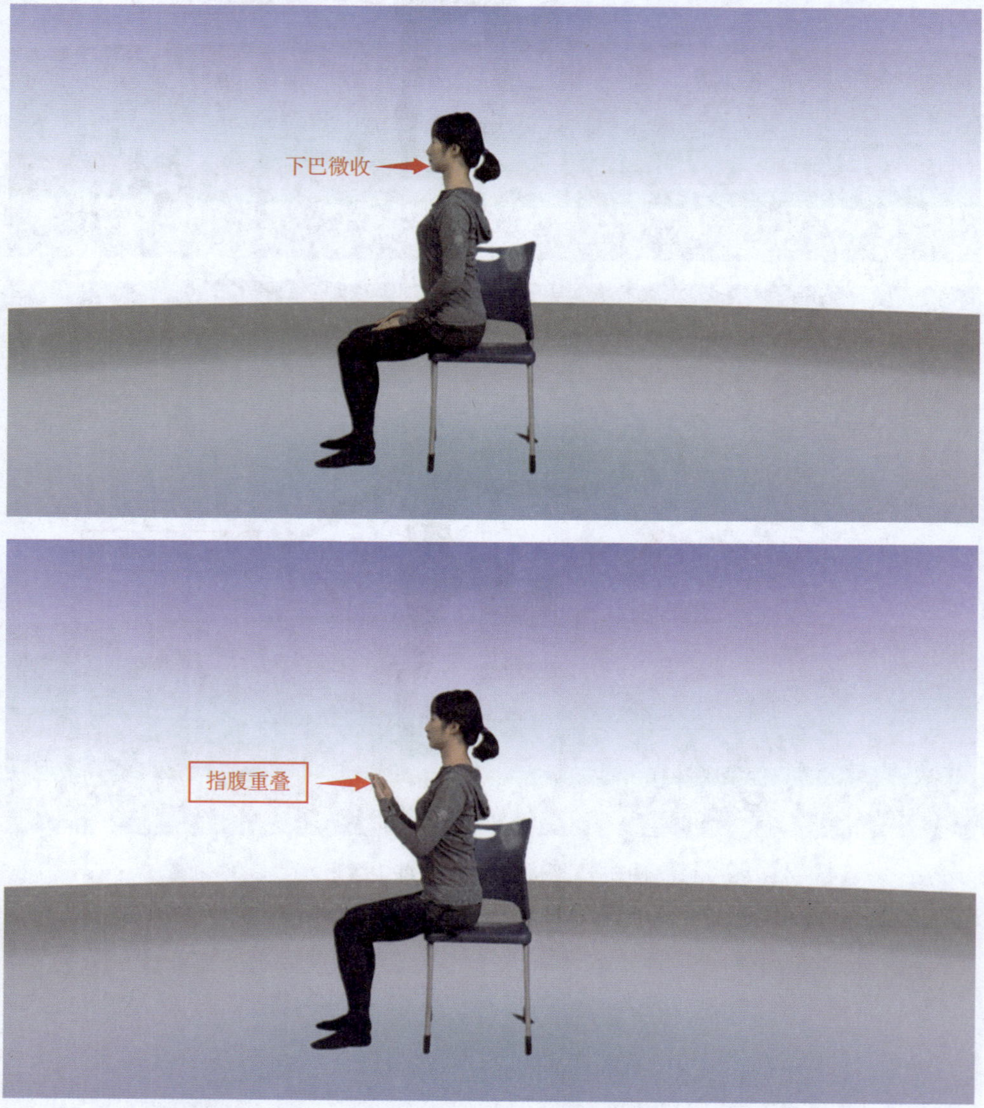

图9-5　颈深屈肌力量强化

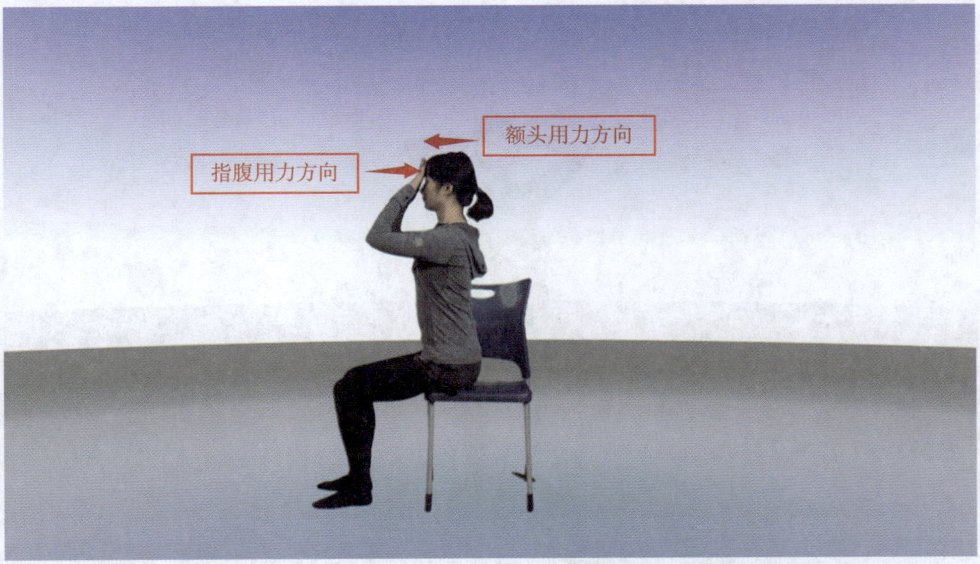

图9-5 颈深屈肌力量强化（续）

六、颈部后侧肌肉力量强化

端坐在椅子上，大小腿夹角呈90°，下颌微收，保持耳朵与肩膀处于同一平面，双手交叉置于枕部。枕部与交叉的双手用力对抗，以不产生头部的位移为准，持续用力保持30秒（图9-6）。30秒后还原。可根据个人情况，重复进行此动作。

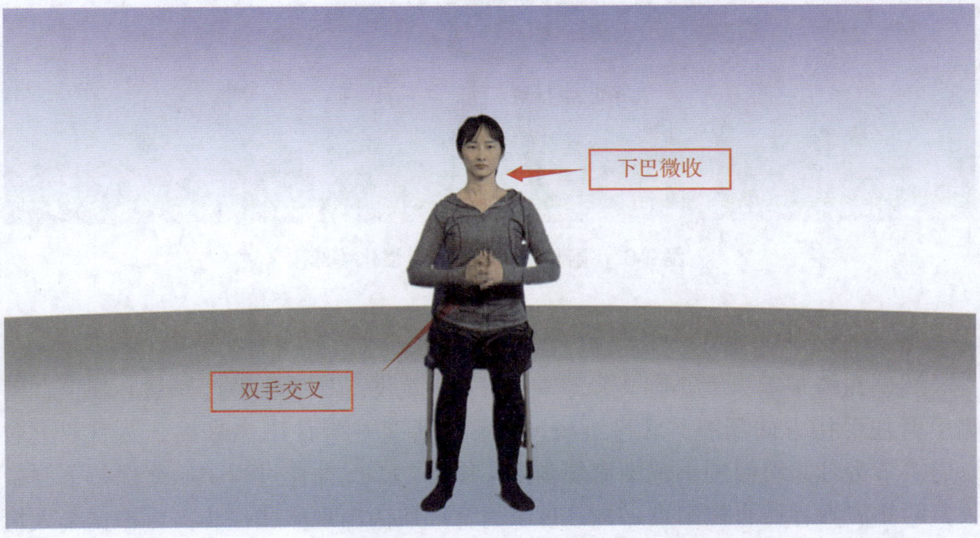

图9-6 颈部后侧肌肉力量强化

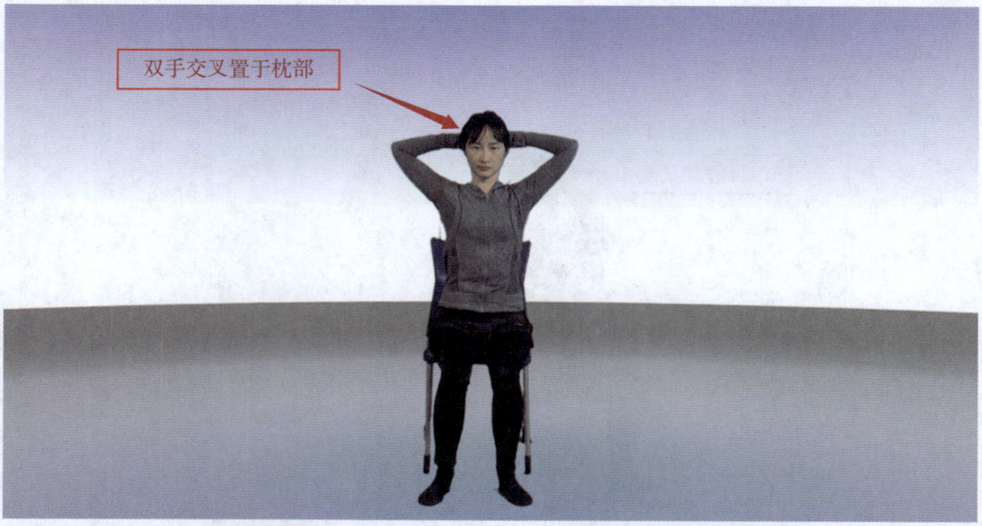

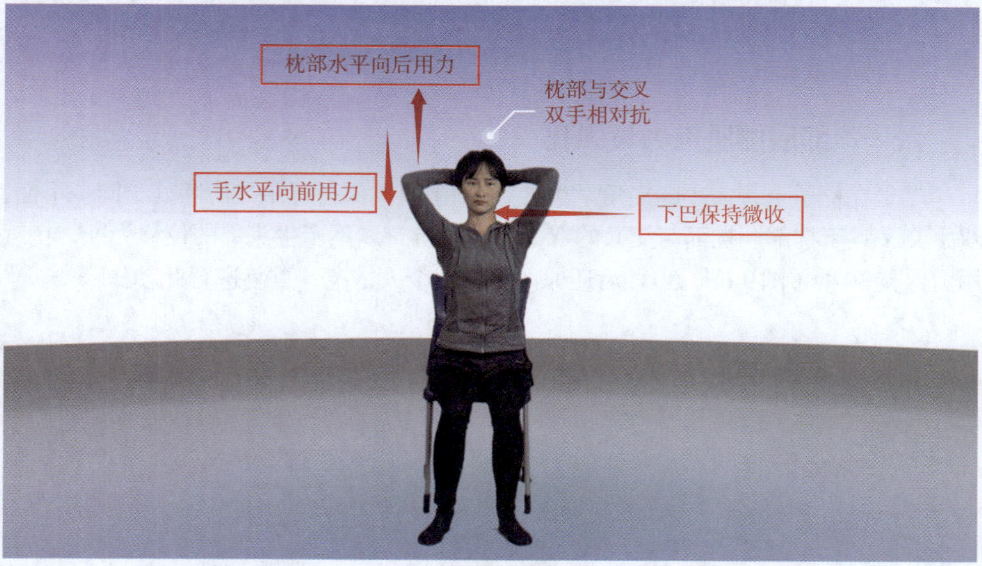

图9-6 颈部后侧肌肉力量强化（续）

七、肩胛骨周围肌肉力量强化

端坐在椅子上，大小腿夹角呈90°，下颌微收，双手水平打开掌心朝上，两侧手臂往手指方向延展，缓慢沉肩，两侧肩胛骨往脊柱中央靠拢，然后双上肢以肩关节为轴，缓慢的小范围重复画圈（图9-7）。此动作过程中始终保持下颌微收，两侧肩胛骨往脊柱中央靠拢，直至肩背部肌肉出现酸胀停止，可根据个人情况，重复进行此动作。

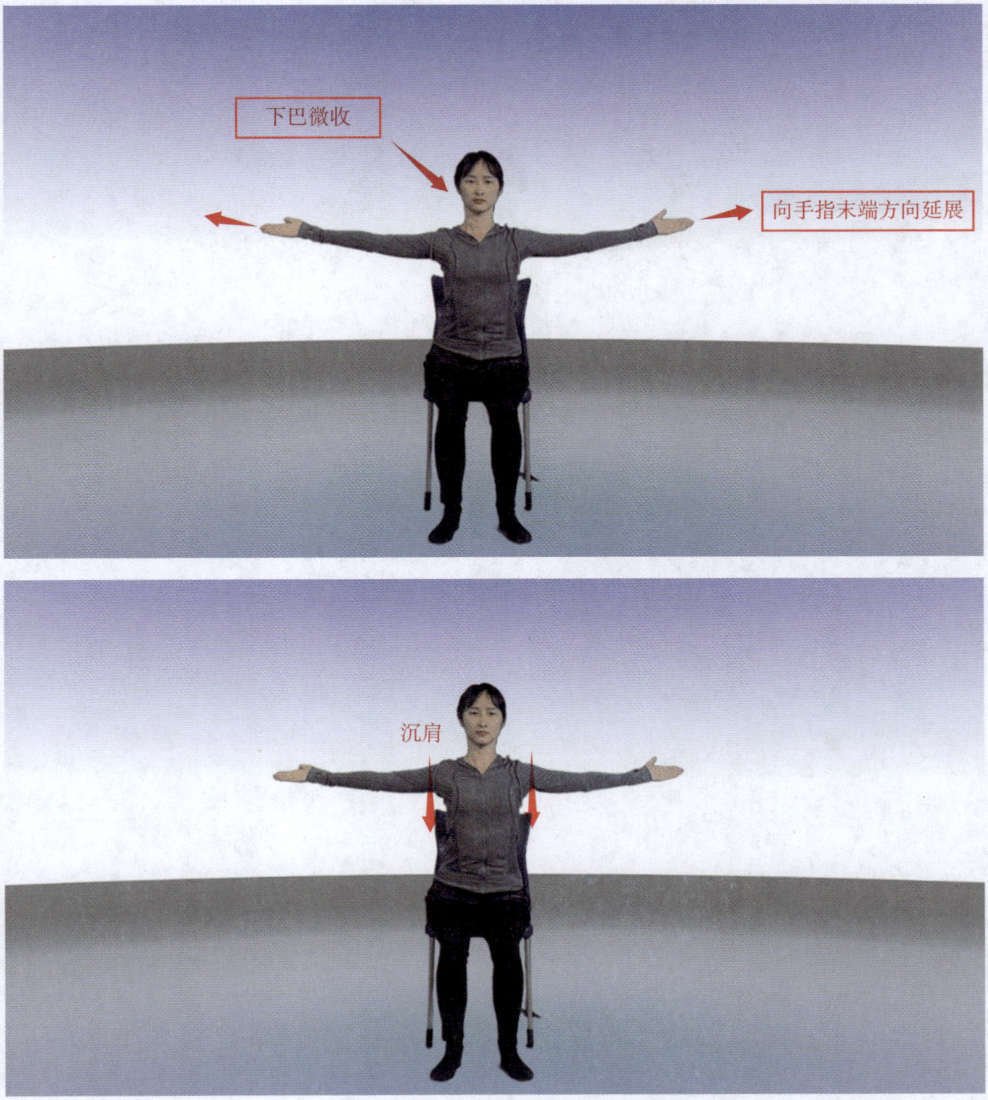

图9-7　肩胛骨周围肌肉力量强化

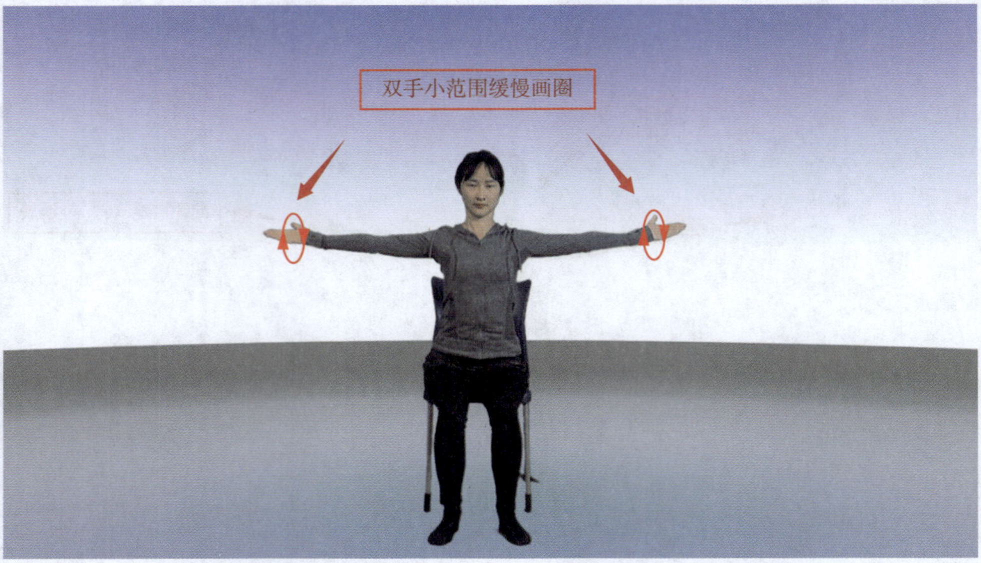

图 9-7　肩胛骨周围肌肉力量强化（续）

第10章

新型冠状病毒肺炎远程康复工作专家共识

新型冠状病毒肺炎疫情发生后，通过采取一系列防控措施和医疗救治措施，我国境内的疫情上升势头得到遏制，出院患者数已经远远超过在院治疗患者数。新型冠状病毒肺炎住院及部分出院患者存在不同程度的呼吸问题等躯体功能障碍及心理功能障碍，故早期、规范、全面、足疗程的康复治疗非常重要。由于新型冠状病毒肺炎传染性极强，且抗疫一线的专业康复医疗人员缺乏，在一定程度上限制了康复医疗工作的开展。目前，国内已陆续发布了《2019新型冠状病毒肺炎呼吸康复指导意见（第一版）》《2019新型冠状病毒肺炎呼吸康复指导意见（第二版）》《基于新型冠状病毒肺炎的呼吸道感染性疾病疫情期间康复诊疗专家共识》《新型冠状病毒肺炎疫情期间康复诊疗工作综合指导意见（第二版）》《新冠肺炎出院患者康复方案（试行）》《远程医疗服务管理规范（试行）》等康复指导意见。这些意见明确提出可采用远程康复的形式对患者进行康复指导。为了更好地规范新型冠状病毒肺炎的远程康复工作，中国康复医学会远程康复专业委员会组织全国多位康复专家共同编写了《新型冠状病毒肺炎远程康复工作指导意见》。新型冠状病毒肺炎可能累及全身多个系统，由于篇幅限制，《新型冠状病毒肺炎远程康复工作指导意见》着重介绍呼吸远程康复等内容，实践工作中康复医务人员应根据患者的具体情况综合评估。《新型冠状病毒肺炎远程康复工作指导意见》仅在新型冠状病毒肺炎的远程康复实践过程中提供治疗参考，不取代临床中康复医务人员的判断。

一、新型冠状病毒肺炎远程康复概述

（一）概念及意义

远程康复是指通过信息和通信技术，开展康复评估、康复治疗、监测、预防、康复教育及康复咨询等工作。将远程康复与新型冠状病毒肺炎的康复治疗相结合，可以实现患者在隔离病房或家中与国内众多的康复医务人员进行线上同步治疗，不仅提高了康复治疗的普及率，同时能做到精准康复，也避免了人群聚集所带来的风险，减轻了公立医疗机构的诊疗压力，降低康复医务人员的职业暴露风险。

（二）目标

1.通过康复治疗的早期介入，改善新型冠状病毒肺炎患者的呼吸功能，减少并发症，降低功能障碍的发生率。

2.协助患者更快地恢复心理健康，最大限度地恢复日常生活活动能力，提高生活质量，早日重返社会。

3.大力发展远程新型冠状病毒肺炎康复治疗是落实新型冠状病毒肺炎分级诊疗制度、完善三级康复网络体系建设、促进全程康复内容实施的重要举措，对打赢抗疫攻坚战具有重要意义。

（三）基本原则

1.防护原则 严格执行新型冠状病毒肺炎的防控要求，避免成为传染源或造成其他人员和环境污染。

2.安全原则 严格把握康复治疗的适应证和禁忌证；关注体温、血压、血气、呼吸频率、心率、吸入氧浓度及血氧饱和度等生命体征；重视氧疗、呼吸机等的管理；新型冠状病毒肺炎可能累及全身多个系统，患者本身可能合并其他疾病，远程康复治疗时要综合考虑，循序渐进实施康复治疗方案。

3.个体化原则 在全面评估功能的基础上，根据评估结果明确康复目标，制订科学的个体化精准康复治疗计划并执行。

（四）远程康复介入及暂停时机

1.新型冠状病毒肺炎轻型、普通型、恢复期及后遗症期患者

（1）康复介入时机：40次/分≤心率＜120次/分，90 mmHg≤收缩压≤180 mmHg和（或）舒张压≤110 mmHg，65 mmHg≤平均动脉压≤110 mmHg，呼吸频率≤25次/分。

（2）康复暂停时机：心率＜40次/分或＞130次/分，收缩压＞180 mmHg或舒张压＞110 mmHg，平均动脉压＜65 mmHg或＞110 mmHg或较基线值变化10 mmHg以上，呼吸频率＞30次/分，血氧饱和度≤90%或下降＞4%；新发心律失常或心肌缺血，治疗过程中患者感到费力，并出现胸痛、眩晕、出汗、乏力及严重的呼吸困难。

2.重型、危重型新型冠状病毒肺炎患者

（1）康复介入时机

1）呼吸系统：吸入氧浓度≤0.6，血氧饱和度≥90%，12次/分≤呼吸频率≤40次/分，呼气末正压≤10 cmH_2O；无呼吸机人机对抗，无不安全的气道隐患。

2）心血管系统：90 mmHg≤收缩压≤180 mmHg，65 mmHg≤平均动脉压≤110 mmHg，40次/分≤心率≤120次/分；无新发的心律失常和心肌缺血，无伴随血乳酸≥4 mmol/L的休克征象，无新发的不稳定性深静脉血栓和肺动脉栓塞，无可疑的主动脉狭窄。

3）神经系统：RASS为－2～＋2分。

4）其他：无不稳定的四肢和脊柱骨折，无严重的肝、肾基础疾病或新发的进行性加重的肝、肾功能损害，无活动性出血，体温≤38.5℃。

（2）康复暂停时机

1）呼吸系统：血氧饱和度＜90%或较基线值变化下降≥4%，呼吸频率＞40次/分；出现呼吸机人机对抗，人工气道脱离或移位。

2）心血管系统：收缩压＜90 mmHg或＞180 mmHg，平均动脉压＜65 mmHg或＞110 mmHg或较基线值变化超过20%，心率＜40次/分或＞120次/分；新发心律失常和心肌缺血。

3）神经系统：意识状态变差、烦躁不安（RASS为－5～－3分和＋3～＋4分的患者）。

4）其他：连接到患者身上的任何治疗和监测管线脱离，患者自觉心悸、呼吸困难或气短加重，疲劳、乏力不能耐受。

二、新型冠状病毒肺炎远程康复实施条件

（一）场所

首先应满足传染病防控的基本条件，以及满足远程数据传输和康复训练的需求。

1.轻型、普通型、恢复期及后遗症期患者 在空旷、安全的室外场所或严格隔离的独立室内场所进行一对多或一对一的远程康复指导及治疗，注意保持室内空气流通、光线充足、安静。

2.重型、危重型患者 在患者病情允许的情况下在病床上或病床旁进行。

（二）设备

1.监测设备 对于遥测/床旁心电监护系统，要求有一定的抗运动干扰能力；使用血氧仪、运动手环或运动手表监测心率和血氧等；使用血压计监测血压。

2.常规急救设备 包括除颤仪、配备常规急救药物的抢救车（包含肾上腺素、硝酸甘油、多巴胺及阿托品等）、供氧设施、心电图机、呼吸机及注射和静脉输

液设施等。

3.康复评估设备 包括便携式心电监护仪、运动手环或运动手表、呼吸功能评估设备（肺功能测定、膈肌超声）、心肺运动功能测试设备、握力计、体重计、测量尺、秒表及评估量表（如日常生活功能量表、心理测量量表、营养膳食结构表及呼吸功能量表等）。

4.康复治疗设备 住院患者可配置智能上下肢主被动训练仪、有氧训练设备、阻抗训练设备及呼吸训练器等。居家患者及住院患者可使用弹力带或弹力管、沙袋及简易呼吸训练器等小型家用训练设备，或由康复治疗师协助设计制作简单的训练设备。

5.远程康复联络设备 对于住院患者，需要建立医院间远程会诊的专业会诊网络平台，且具备顺畅的网络连接；对于在院及出院后处于恢复期及后遗症期的患者，可以使用手机或电脑终端安装相应的远程医疗APP或基于已有的互联网聊天平台（如微信、QQ及钉钉等）进行远程康复评估及治疗。

以上设备均应符合国家卫生健康委员会于2014年颁布的《远程医疗信息系统建设技术指南》。

（三）人员要求

从事远程康复的人员包括呼吸科、重症医学科、康复医学科的医生和护士，以及康复治疗师、营养师、心理咨询师、驻点社区的全科医生、社会工作者、信息工程师组成的多学科团队。

（四）管理模式

1.院内轻型、普通型和恢复期患者的远程康复 康复医学科基于线上平台采集患者基础信息、进行功能评估及制订康复治疗方案，同时对患者进行一对一或一对多的远程康复治疗。有条件的医疗机构还可以为患者提供相应的康复训练设备，患者应严格按照康复医学科给予的处方执行。

2.院内重症、危重症患者的远程康复 院内重症、危重症患者的远程康复在原则上应遵照国家卫生健康委员会医政医管局在2020年2月21日发布的《国家卫生健康委办公厅关于在国家远程医疗与互联网医学中心开展新冠肺炎重症危重症患者国家级远程会诊工作的通知》开展。患者符合康复介入的条件后，临床医生可通过远程康复会诊平台与康复医学专家开展远程康复会诊，康复医学专家进行充分的评估后制订个体化精准康复方案，指导临床医生及护士在严格把握适应证的情况下对患者开展可行且有效的康复治疗。

3.痊愈返家且处于后遗症期患者的远程康复 康复医务人员、县市级医院医务人员和社区医务工作人员组成团队。康复医务人员通过线上平台对患者进行评估，根据患者家庭和环境的实际情况设计简单、安全的治疗方案，进行远程康复治疗。县市级医院医务人员及社区医务人员可以对痊愈患者进行医疗安全的管理，包括康复医疗安全、药物管理及复诊管理等，整个团队密切合作，发现患者出现病情变化应及时进行处理。

目前，国内已有多家医院采用这种管理模式开展临床工作，并结合实际情况在此基础进行创新，如“福建医科大学附属第一医院一体化远程康复模式”除远程对患者进行指导外，还远程全院范围指导所有一线防疫医务人员，一线防疫医务人员再指导患者，在新型冠状病毒肺炎患者的康复治疗中开展临床康复一体化，创新性地解决了防疫一线康复医务人员紧缺的情况，有效促进了患者的功能恢复。

三、新型冠状病毒肺炎患者远程呼吸康复指导

新型冠状病毒肺炎患者需要康复远程会诊时，申请者可根据国家远程中心会诊平台操作流程提出申请，会诊专家可通过视频对患者进行远程康复评估，精准制订康复方案，可直接指导患者，亦可指导一线医务人员，并通过定期康复评估、康复情况反馈等调整康复方案。

（一）轻型、普通型患者的康复方案

1.患者取坐位或站立位并身体前倾，有助于膈肌活动、降低呼吸做功及增加肺容量。

2.进行气道清洁。

3.进行呼吸控制训练。

4.进行适度的有氧训练。

避免患者急性期训练过度劳累，如果运动强度不当，导致需氧量过度增加，可能会使患者气体交换加重受损。可考虑联合氧疗和（或）雾化吸入等其他适当措施。

（二）重型、危重型患者的康复方案

1.指征及介入时机 患者病情无进展、生命体征平稳、血流动力学和呼吸功能稳定，符合上述指征后可进行介入治疗。介入治疗需要多学科共同参与。

2.呼吸康复的内容

（1）体位管理：在临床治疗团队共同讨论后指导患者变换体位。

（2）气道清洁：可借助高频胸壁振荡（high frequency chest wall oscillation，HFCWO）和呼气正压振荡（oscillatory positive expiratory pressure，OPEP）等协

助排出气道分泌物。

（3）转移训练：根据患者病情进行卧位至坐位、坐位至站立位等体位的转移训练，必要时借助辅助设施。

（4）活动：以不过度疲劳、不出现活动后酸痛为原则，注意能量节约。卧床患者可在床上进行渐进性肢体主动活动或器械被动活动；亦可由卧位康复操部分动作开始进行练习，逐步过渡到全套动作、坐位、站立位康复训练。离床患者可在使用呼吸控制技术的帮助下，在床边行坐站转移和原地踏步等活动。

（三）出院后患者的康复方案

1.评估项目 应针对患者存在的功能障碍进行评估，项目包括但不限于：①体格检查，包括生命体征、呼吸系统体征、有氧活动能力、呼吸肌力量、四肢肌力、关节活动度等。②问卷或量表，如Borg呼吸困难评分量表、mMRC等。③辅助检查，以胸部影像学、肺功能及血液生化指标为基础，并根据实际条件和功能障碍类型安排膈肌超声、心肺运动功能测试等辅助检查项目。

2.康复训练内容 针对轻型及普通型出院患者，可定期远程指导患者进行居家康复，内容以循序渐进的有氧运动为主。针对重型、危重型出院患者，可能存在呼吸肌无力及周围肌肉无力等情况，可通过远程会诊进行评估，制订长期且循序渐进的个性化呼吸康复方案。

（1）呼吸训练

1）呼吸模式训练。

2）吸气肌训练：如果患者存在吸气肌功能障碍，建议利用呼吸训练器进行吸气肌训练。

3）排痰训练：在清洁气道时可采用呵气技术帮助患者排痰，以减少咳嗽耗能，还可使用振荡呼气正压等器械辅助。

（2）运动

1）有氧运动：有氧运动采用FITT原则给予运动处方。

2）力量训练：推荐使用渐进性抗阻训练，每个目标肌群的训练频率为2～3次/周，负荷为8～12 RM（即每组重复8～12个动作），每次1～3组。

3）平衡训练：对于合并平衡功能障碍的患者，应予以介入平衡训练，如在康复治疗师指导下的徒手平衡训练、平衡训练仪等。

四、新型冠状病毒肺炎患者远程心理康复指导

焦虑、抑郁等心理状态，以及创伤后应激障碍，会直接影响患者的康复疗效，甚至最终康复结局。康复治疗的疗效对心理也会产生积极影响。

（一）远程心理功能评估

以访谈法结合量表评估患者的心理状态。选择量表时，可根据访谈的结果不同进行相关的筛选和使用。抑郁量表包括抑郁自评量表、汉密尔顿抑郁量表及蒙哥马利抑郁评定量表。焦虑量表包括焦虑自评量表和汉密尔顿焦虑量表。创伤后应激障碍量表包括创伤后应激障碍筛查量表和创伤后应激障碍自评量表。睡眠评估量表包括匹兹堡睡眠质量指数量表、失眠严重程度指数量表等。

（二）远程心理治疗

远程心理治疗包括支持性心理治疗、认知行为治疗、放松疗法及音乐疗法等。

五、新型冠状病毒肺炎患者远程日常生活活动能力康复指导

（一）评估

远程指导当地医务人员使用改良巴氏指数评定量表对患者进行日常生活活动能力的评估。

（二）训练

1. 轻型、普通型、恢复期及后遗症期患者　根据患者的具体情况循序渐进地增加活动强度，指导必要的患者使用能量节约技术，以减少耗氧量和避免呼吸困难的发生。

2. 重型、危重型患者　总体遵循运用节能技术、呼吸控制技术与日常生活活动能力训练相结合的原则，指导方式包括录制指导视频、远程操作示范等。

六、新型冠状病毒肺炎患者远程营养指导

新型冠状病毒肺炎患者的营养状态对康复具有较大影响，不良的营养状态可能导致康复时机延迟、机体恢复缓慢、病程延长及康复的耐受性降低。因此，良好的营养状态是康复的基石；而康复的开展也能更好地调整患者的心态，同时增加食欲和食量、促进营养代谢；两者相辅相成。

（一）远程营养筛查

通过远程问卷或远程获取患者医疗相关数据的方式对患者进行营养筛查，问

卷可采用临床营养风险筛查量表或营养风险筛查2002（NRS2002）量表。如果筛查总分≥3分，即认为有营养风险，应尽早进行营养评估，明确营养障碍的原因和类型。

（二）远程营养评估

远程营养评估包括使用药物、营养水平、就医史、体格检查、人体测量学指标（体重指数、三头肌皮褶厚度和上臂肌围）及实验室资料（血清白蛋白、前白蛋白、转铁蛋白和淋巴细胞计数）。以上数据可由患者或当地医务人员通过远程康复设备上传，营养师采集数据后进行营养评估。

（三）远程营养指导

医务人员应尽可能根据患者病情的轻重及具体情况，治疗导致营养过度消耗的病因，加强营养摄入，保证患者有充足的能量、蛋白质、维生素及水分摄入。详细的膳食指导建议参考《新型冠状病毒感染的肺炎防治营养膳食指导》和《中国居民膳食指南》。个体化的营养治疗方案由远程设备传递给患者，营养师可通过远程设备定期随访患者的执行情况，并定期评估营养指标和调整营养治疗方案。

七、新型冠状病毒肺炎患者远程健康宣传教育

医务人员通过网络线上专题授课、答疑解惑、问卷调查、电话追踪检测及线上义诊等方式，对患者进行如下相关内容的健康宣教：①教育患者严格遵守“居家隔离医学观察14日”原则，避免病情复发导致疫情再一次传染、扩散；同时，指导患者定期返院复诊。②向患者科普新型冠状病毒肺炎的各项并发症，提升患者对各项症状的自我观察力及自知力，以便及时采取相应措施。③建议并指导患者在家中积极参加体育锻炼、呼吸肌训练，并逐步增加训练量；推荐患者坚持康复训练以争取心肺功能及体能的最大恢复。④引导患者对呼吸康复治疗的正确认识；帮助患者了解呼吸康复的重要性，增加患者的依从性；内容包括呼吸康复对患者出院后的作用介绍、呼吸康复的具体内容、呼吸康复能产生的效果及呼吸康复中的注意事项等，可采用制作手册或视频的方式进行说明。⑤对患者进行长期的健康生活方式教育，定期随访患者参与呼吸康复的情况。⑥远程宣传教育也包括日常生活活动能力和早期基本日常生活能力训练，以及恢复期增加工具性日常生活活动能力训练等。

八、新型冠状病毒肺炎患者远程康复风险及其预防

新型冠状病毒肺炎患者的远程康复应以能量节约、不出现疲劳和肌肉酸痛感为原则。其中，重型、危重型患者常合并多脏器损伤，该类患者的早期远程康复应以患者的医疗安全为前提进行，切实把握好风险与获益的平衡。在远程康复开展的过程中，还存在以下结构性的风险需引起临床医生的重视并及时预防。

（一）复杂程度高及其风险预防

新型冠状病毒肺炎远程康复项目的覆盖范围广，涉及城市、县城及乡镇等多级网络。远程康复项目所面对的人群包含康复医生、康复治疗师、患者及其家人。在远程康复项目建设初期，需要对可能存在的风险进行系统考察，设计出适合各年龄层次及文化水平的远程设备及平台，同时建立完整的风险管理机制，加强患者远程康复后的随访工作，有效规避医疗风险，提高服务质量。

（二）涉及环节多及其风险预防

远程康复项目包含数据采集、传输，要求存储稳定且后台技术人员、康复医生及康复治疗师有丰富的知识储备以从容应对各类情况。在远程会诊的过程中，技术人员应对会诊全程进行技术维护。会诊结束后，技术人员应及时、准确、齐全地做好资料的填写，并保存会诊资料，制作会诊材料的数字化管理软件，及时陈列和介绍相关内容，以数据库形式实现对会诊病历的多途径查询和统计的全方位信息管理，努力提高流通阅览率。

（三）技术难度大及其风险预防

借鉴国内外远程医疗的经验，如需要大范围地应用远程技术和投入较多的资金支持，形成以患者为主体且能跨区域对信息进行读取、管理、共享的信息平台。该平台需要经济、社会、工程技术等多个领域密切配合，从而实现声音、图像、视频等数字化资料的同步化。

（四）保密工作难及其风险预防

计算机病毒可对网络及数据库造成不可估量的破坏，导致患者信息泄露。因此，平台上患者的个人信息、诊疗意见、医患对话及影像学报告等资料应由专门的技术人员进行整理和加密保存，严格做好保密工作，确保远程会诊的顺利开展。

（五）误判风险高及其风险预防

远程康复相较于面诊，缺乏最直观的“视触叩听”和中医学的“望闻问切”，因为没有结合客观、精准的康复评估，对患者病情及功能障碍的误判率较大。因此，通过远程康复平台给出的只是康复建议，而不是最终的康复诊断。

（六）接受程度差及其风险预防

目前，国内外远程康复的临床应用并不是很广泛，有许多患者不信任、不愿意接受远程康复服务。因此，远程康复平台的建设应该依托权威康复机构，避免商业运作导致出现信任危机。

九、新型冠状病毒肺炎患者远程康复质量控制

（一）远程康复系统设备及技术质量

1. 医疗机构应具备开展远程康复的相应设备及系统技术，包括视频会议、互联网平台、存储及转发设备等的使用。其中，医院终端可以使用基于web的视频会议系统。远程康复系统的复杂性应与患者健康状况的复杂性有关，复杂的远程康复系统用于检测有多重健康状况的患者，简单的远程康复系统用于检测只有单个健康状况的患者。可将手机作为患者终端的一种视频会议媒介，其操作简单，适合不同人群，在偏远山区也能覆盖。

2. 确保无线和互联网的覆盖及网络速度，保证视频、音频质量，保证患者在线咨询及与医护沟通的质量。

3. 信息系统应当符合《远程医疗信息系统建设技术指南》，满足图像、声音、文字的各项要求，以及诊疗所需的其他医疗信息的安全、图像清晰和数据准确。

（二）人力资源质量

包括患者及其家人和实施远程康复的专家团队。

1. 患者及其家人 不同年龄段和不同文化程度的患者及其家人对远程康复的接受和熟练使用程度不同，故应根据患者及其家人的情况个性化进行不同时长的培训，使其熟悉设备操作和流程，确保远程康复训练实施的安全性，保证远程康复的持续健康进行，进而改善患者的生活质量。

2. 专家团队 远程康复涉及的学科较多，分工较细。多学科专家团队包括康复医学科医生、康复治疗师、呼吸科医生、心理医生、重症医学科医生、社区医务人员及社会卫生工作者等，是保证远程康复顺利且持续开展的关键。受邀开展

远程康复的专家应当具有良好的业务素质和职业品德，身体健康状况能够胜任远程医疗服务工作，还应具有高级专业技术职称。多学科团队合作可以提高远程康复的实施质量。

（三）远程康复干预质量

远程康复的核心是康复评估和治疗实施。

1.远程康复干预应当遵循以下基本流程：提交申请→提供病历资料或动静态图像→专家评估→补充资料→远程交流→提出诊断意见→签订远程康复治疗知情同意书→制订个体化治疗方案建议及实时监督互动开展康复训练指导。

2.评估应在康复专家团队临床经验的基础上，以简洁、可靠的方法进行，如自评量表、客观的影像学报告或实验室指标等。

3.康复方案应以患者为中心，医生使用个性化的干预手段，避免复杂康复技术的实施，以通俗易懂的口令指导患者主动参与康复训练。此外，医生还要鼓励患者完成日常自我管理任务，对患者进行实时监控及互动，保证评估和治疗的准确性。

（四）远程康复监督管理质量

1.远程康复应严格遵守相应的流程和操作规定，包括康复流程、多学科协作制度及突发应急事件的处理流程等，规范医疗行为，最终促进康复质量的提高。

2.建立远程康复资料管理制度，保证资料准确、完整。记录按《病历书写基本规范》和《电子病历基本规范（试行）》管理。医疗机构应当按照《医疗机构病历管理规定》，对远程康复服务资料进行登记、收集、标识、分类、备份及保存，保障远程康复病历、音频及视频等数据资料与患者原始资料同样安全、有效。

3.制定远程康复服务管理规章制度、信息保密措施、奖惩制度及考核激励机制等制度规范；建立远程康复服务病案质量定期检查、评估与反馈制度。

十、编写人员

顾　　问：方国恩　牛恩喜　燕铁斌　王诗忠

专家组组长：谢欲晓　康德智

专家组成员及其工作单位（按汉语拼音顺序排序）：

艾长山　吉林省中医药科学院

邓朝胜　福建医科大学附属第一医院

方国恩　中国康复医学会

顾　新　北京医院
公维军　首都医科大学附属北京康复医院
江　山　解放军总医院第一附属医院（第四医学中心）
康德智　福建医科大学附属第一医院
牛恩喜　中国康复医学会
倪　隽　福建医科大学附属第一医院
邵伟波　南京医科大学附属脑科医院
邵　明　广州医科大学附属脑科医院
郃从越　心医国际数字医疗系统（大连）有限公司
王宁华　北京大学第一医院
王诗忠　福建医科大学
魏向阳　郑州大学第一附属医院
武　亮　北京小汤山医院
谢欲晓　中日友好医院
席家宁　首都医科大学附属北京康复医院
燕铁斌　中山大学孙逸仙纪念医院
杨　冬　中日友好医院
张　芳　兰州大学第二医院
张继荣　贵州医科大学附属医院

执　　笔：倪　隽　公维军　江　山

参考文献

[1] Chen W，Peter WH，Frederick GH，et al. A novel coronavirus outbreak of global health concern. Lancet，2020，395（10223）：470-473.

[2] Li Q，Guan XH，Wu P，et al. Early transmission dynamics in Wuhan，China，of novel coronavirus-Infected pneumonia. The New England Journal of Medicine，2020，382（13）：1199-1207.

[3] Huang CL，Wang YM，Li XW，et al. Clinical features of patients infected with 2019 novel coronavirus in Wuhan，China. Lancet，2020，395（10223）：497-506.

[4] Xiao FW，Guo CS，Huan YW，et al. Clinical features of three avian influenza H7N9 virus-infected patients in Shanghai. The Clinical Respiratory Journal，2014，8（4）：410-416.

[5] Xu Z，Shi L，Wang YJ，et al. Pathological findings of COVID-19 associated with acute respiratory distress syndrome. The Lancet Respiratory Medicine，2020，8（4）：420-422.

[6] Cynthia M，Justin Mu，David B，et al. Complement associated microvascular injury and thrombosis in the pathogenesis of severe COVID-19 infection：a report of five cases. Translational Research，2020，220：1-13.

[7] 国家卫生健康委员会. 新型冠状病毒肺炎诊疗方案（试行第七版）. 实用中医内科杂志，2020，34（3）：3.

[8] 陈湘琦，赖国祥，谢宝松. 新型冠状病毒肺炎诊疗方案福建专家共识. 福建医药杂志，2020，42（2）：1-6.

[9] 李芹，陈志斌. 福建省新型冠状病毒肺炎中医诊疗专家共识（第三版）. 福建中医药，2020，51（2）：1-3.

[10] Wang DW，Hu B，Hu C，et al. Clinical characteristics of 138 hospitalized patients with 2019 novel coronavirus-infected pneumonia in Wuhan，China. JAMA，2020，323（11）：1061-1069.

[11] Chen NS，Zhou M，Dong X，et al. Epidemiological and clinical characteristics of 99 cases of 2019 novel coronavirus pneumonia in Wuhan，China：a descriptive study. The Lancet，2020，395（10223）：507-513.

[12] 李燕明，施红. 老年新型冠状病毒肺炎诊断和治疗专家共识. 中国医师杂志，2020，22（2）：161-165.

[13] 姜利，潘纯，桑岭，等. 重症新型冠状病毒肺炎管理专家推荐意见. 中华重症医学电子杂志（网络版），2020，6（1）：1-11.

[14] 王家玺，王鑫，司徒炫明，等. 2019新型冠状病毒肺炎呼吸康复指导意见（第二版）出院后康复治疗部分解读. 康复学报，2020，30（2）：93-99.

[15] Wilcox ME，Brummel NE，Archer K，et al. Cognitive dysfunction in ICU patients：risk factors，predictors，and rehabilitation interventions. Crit Care Med，2013，41：S81-S98.

[16] Kotfis K，Marra A，Ely EW. ICU delirium-a diagnostic and therapeutic challenge in the intensive care unit. Anaesthesiol Intensive Ther，2018，50：160-167.

[17] Brodsky MB，Huang M，Shanholtz C，et al. Recovery from dysphagia symptoms after oral endotracheal intubation in acute respiratory distress syndrome survivors. A 5-year longitudinal study. Ann Am Thorac

Soc，2017，14：376-383.

[18] Brodsky MB，Mayfield EB，Gross RD. Clinical decision making in the ICU：dysphagia screening assessment，and treatment. Semin Speech Lang，2019，40：170-187.

[19] Simpson R，Robinson L. Rehabilitation after critical illness in people with COVID-19 infection. Am J Phys Med Rehabil，2020，99（6）：470-474.

[20] 呼吸困难诊断、评估与处理的专家共识组，刘国梁，何权瀛. 呼吸困难诊断、评估与处理的专家共识. 中华内科杂志，2014，53（4）：337-341.

[21] 晨馨. 心肺物理治疗学物理治疗精选. 台北：禾枫书局有限公司，2016.

[22] ATS Committee on Proficiency Standards for Clinical Pulmonary Function Laboratories. ATS statement：guidelines for the six-minute walk test. American Journal of Respiratory and Critical Care Medicine，2002，166（1）：111-117.

[23] 中国医师协会呼吸医师分会肺功能与临床呼吸生理工作委员会，中华医学会呼吸病学分会呼吸治疗学组肺功能专业组. 新型冠状病毒肺炎疫情防控期间开展肺功能检查的专家共识. 中华结核和呼吸杂志，2020，43（4）：302-307.

[24] Carol LH，Kathy S，Dale MN，et al. Expert consensus and recommendations on safety criteria for active mobilization of mechanically ventilated critically ill adults. Crit Care，2014，18（6）：658.

[25] Selina MP，Huang MX，Dale MN. Evaluating physical functioning in critical care：considerations for clinical practice and research. Critical Care，2017，21（1）：249.

[26] Linda D，Natalie A de M，Elizabeth HS，et al. A physical function test for use in the intensive care unit：validity，responsiveness，and predictive utility of the physical function ICU test（Scored）. Physical Therapy，2013，93（12）：1636-1645.

[27] Corner EJ，Wood H，Englebretsen C，et al. The chelsea critical care physical assessment tool（CPAx）：validation of an innovative new tool to measure physical morbidity in the general adult critical care population；an observational proof-of-concept pilot study. Physiotherapy，2013，99（1）：33-41.

[28] Peng QY，Wang XT，Zhang LN. Findings of lung ultrasonography of novel corona virus pneumonia during the 2019—2020 epidemic. Intensive Care Medicine，2020，46（5）：849-850.

[29] Poggiali E，Dacrema A，Bastoni D，et al. Can lung US help critical care clinicians in the early diagnosis of novel coronavirus（COVID-19）Pneumonia? Radiology，2020，295（3）：E6.

[30] Gino S，Andrea S，Riccardo I，et al. Is there a role for lung ultrasound during the COVID-19 pandemic? Journal of Ultrasound in Medicine，2020，39（7）：1459-1462.

[31] 黄思贤. 心肺运动试验的临床应用. 北京：人民卫生出版社，2007.

[32] Nonato NL，Díaz O，Nascimento OA，et al. Behavior of quality of life（SGRQ）in COPD patients according to BODE scores. Archivos Bronconeumologia，2015，51（7）：315-321.

[33] Kondrup J，Allison SP，Elia M，et al. ESPEN guidelines for nutrition screening 2002. Clinical Nutrition，2003，22（4）：415-421.

[34] 中国康复医学会，中国康复医学会呼吸康复专委会，中华医学会物理医学与康复学分会心肺康复学组. 2019新型冠状病毒肺炎呼吸康复指导意见（第二版）. 中华结核和呼吸杂志，2020（4）：308-314.

[35] 郭琪，曹鹏宇. 心血管系统与呼吸系统物理治疗证据到实践. 北京：北京科学技术出版社，2015.

[36] Glenn ME，Fiona Ol. Is it time to adopt a set of standard abbreviations for patient body positions in the ICU? Australian Critical Care，2012，25（4）：209.

[37] Peter T，Claire B，Bernie B，et al. Physiotherapy management for COVID-19 in the acute hospital setting：clinical practice recommendations. Journal of Physiotherapy，2020，66（2）：73-82.

[38] Sarah EJ，Aaron EB，Catherine LH. ICU-acquired weakness. Chest，2016，150（5）：1129-1140.

[39] Gerald SS，Peter EM，Sanjay D，et al. Diaphragm dysfunction in critical illness. Chest，2018，153（4）：1040-1051.

[40] Carol LH，Kathy S，Dale MN，et al. Expert consensus and recommendations on safety criteria for active mobilization of mechanically ventilated critically ill adults. Crit Care，2014，18（6）：658.

[41] Green M，Marzano V，Leditschke IA，et al. Mobilization of intensive care patients：a multidisciplinary practical guide for clinicians. Journal of Multidisciplinary Healthcare，2016，9：247-256.

[42] Claudia SS. Patient education in the context of rehabilitation. Self-management interventions and patient coaching integral components of pulmonary rehabilitation（PR）. Therapeutische Umschau，2019，76（8）：442-448.

[43] Atsuhito N，Narelle SC，Anne EH. Current best practice in rehabilitation in interstitial lung disease. Therapeutic Advances in Respiratory Disease，2017，11（2）：115-128.

[44] Spruit MA，Singh SJ，Garvey C，et al. An official American Thoracic Society/European Respiratory Society statement：key concepts and advances in pulmonary rehabilitation. Am J Respir Crit Care Med，2013，188（8）：e13-e64.

[45] Purgato M，Gastaldon C，Papola D，et al. Psychological therapies for the treatment of mental disorders in low- and middle-income countries affected by humanitarian crises. Cochrane Database Syst Rev，2018，7（7）：CD011849.

[46] Ronald CK，Patricia B，Olga D，et al. The epidemiology of major depressive disorder：results from the national comorbidity survey replication（NCS-R）. JAMA，2003，289（23）：3095-3105.

[47] 陈伟，杨月欣，杨晓光，等. 新型冠状病毒肺炎防治营养膳食指导建议. 营养学报，2020，42（1）：1-2.

[48] 中国营养学会. 中国居民膳食指南（2016版）. 北京：人民卫生出版社，2016.

[49] 贾振华，李红蓉，常丽萍，等. 中医学应对疫病的历史回顾与思考. 中国实验方剂学杂志，2020，26（11）：1-7.

[50] Zhao NN，Shi J，Zeng LZ，et al. Clinical characteristics and coping strategies of neoplasms with 2019 novel coronavirus infection. Chinese Journal of Lung Cancer，2020，23（4）：261-266.

[51] 刘晓丹，刘莉，陆云飞，等. 新型冠状病毒肺炎患者功能恢复的中西医结合康复训练指导建议. 上海中医药杂志，2020，54（3）：9-13.

[52] Bobby HPN，Hector WHT，Bacon FLN，et al. Traditional Chinese exercises for pulmonary rehabilitation：evidence from a systematic review. J Cardiopulm Rehabil Prev，2014，34（6）：367-377.

[53] Chris G，Fullwood MD，Julia R. Pulmonary rehabilitation exercise prescription in chronic obstructive lung disease：US survey and review of guidelines and clinical practices. J Cardiopulm Rehabil Prev，2013，33（5）：314-322.

[54] Ding M, Zhang W, Li KJ, et al. Effectiveness of Tai Chi and qigong on chronic obstructive pulmonary disease: a systematic review and meta-analysis. Journal of Alternative and Complementary Medicine, 2014, 20 (2): 79-86.

[55] Guan WJ, Ni ZY, Hu Y, et al. Clinical characteristics of coronavirus disease 2019 in China. The New England Journal of Medicine, 2020, 382 (18): 1708-1720.

[56] Diaz BLP, Dargains N, Urrutia IJG, et al. Weakness acquired in the intensive care unit. Incidence, risk factors and their association with inspiratory weakness. Observational cohort study. Revista Brasileira De Terapia Intensiva, 2017, 29 (4): 466-475.

[57] Thornton J. Covid-19: the challenge of patient rehabilitation after intensive care. BMJ, 2020, 369: 1787.

[58] Rajiv S, Ravinder N, Shiv K. Comparison of proprioceptive neuromuscular facilitation vs resistance training of respiratory muscles on respiratory rate of patients in ICU during weaning off period. Indian Journal of Physiotherapy and Occupational Therapy, 2010, 4 (4): 1.

[59] Slupska L, Halski T, Żytkiewicz M, et al. Proprioceptive neuromuscular facilitation for accessory respiratory muscles training in patients after ischemic Stroke. Advances in Experimental Medicine and Biology, 2019, 1160: 81-91.

[60] Kim BR, Lee HJ. Effects of proprioceptive neuromuscular facilitation-based abdominal muscle strengthening training on pulmonary function, pain, and functional disability index in chronic low back pain patients. Journal of Exercise Rehabilitation, 2017, 13 (4): 486-490.

[61] Guilherme PTA, Audrey BS, Arianne NL, et al. Effect of upper extremity proprioceptive neuromuscular facilitation combined with elastic resistance bands on respiratory muscle strength: a randomized controlled trial. Brazilian Journal of Physical Therapy, 2013, 17 (6): 541-546.

[62] Ries AL, Ellis B, Hawkins RW. Upper extremity exercise training in chronic obstructive pulmonary disease. Chest, 1988, 93 (4): 688-692.

[63] Hwangbo PN, Don KK. Effects of proprioceptive neuromuscular facilitation neck pattern exercise on the ability to control the trunk and maintain balance in chronic stroke patients. Journal of Physical Therapy Science, 2016, 28 (3): 850-853.

[64] Eunyoung K, Hanyong L. The effects of deep abdominal muscle strengthening exercises on respiratory function and lumbar stability. J Phys Ther Sci, 2013, 25 (6): 663-665.

[65] Yong MS, Lee HY, Lee YS. Effects of diaphragm breathing exercise and feedback breathing exercise on pulmonary function in healthy adults. J Phys Ther Sci, 2017, 29 (1): 85-87.

[66] Lee HY, Cheon SH, Yong MS. Effect of diaphragm breathing exercise applied on the basis of overload principle. J Phys Ther Sci, 2017, 29 (6): 1054-1056.

[67] Cancelliero-Gaiad KM, Ike D, Pantoni CBF, et al. Respiratory pattern of diaphragmatic breathing and pilates breathing in COPD subjects. Brazilian Journal of Physical Therapy, 2014, 18 (4): 291-299.

[68] Chen YF, Huang XY, Chien CH, et al. The effectiveness of diaphragmatic breathing relaxation training for reducing anxiety. Perspectives in Psychiatric Care, 2017, 53 (4): 329-336.

[69] Ma X, Yue ZQ, Gong ZQ, et al. The effect of diaphragmatic breathing on attention, negative affect and stress in healthy adults. Frontiers in Psychology, 2017, 8: 874.

[70] Rylee JS, Mitchell H, William LM, et al. Effects of diaphragmatic breathing patterns on balance: a preliminary clinical trial. Journal of Manipulative and Physiological Therapeutics, 2017, 40(3): 169-175.

[71] Eherer AJ, Netolitzky F, Högenauer C, et al. Positive effect of abdominal breathing exercise on gastroesophageal reflux disease: a randomized, controlled study. The American Journal of Gastroenterology, 2012, 107(3): 372-378.

[72] Ong AML, Chua LTT, Khor CJL, et al. Diaphragmatic breathing reduces belching and proton pump inhibitor refractory gastroesophageal reflux symptoms. Clinical Gastroenterology and Hepatology, 2018, 16(3): 407-416.

[73] Zivkovic V, Lazovic M, Vlajkovic M, et al. Diaphragmatic breathing exercises and pelvic floor retraining in children with dysfunctional voiding. European Journal of Physical and Rehabilitation Medicine, 2012, 48(3): 413-421.

[74] Venkatesan P, Ramesh CS, Prabha A. Effect of diaphragmatic breathing exercise on quality of life in subjects with asthma: a systematic review. Physiotherapy Theory and Practice, 2013, 29(4): 271-277

[75] Aytür YK, Köseoğlu BF, Taşkıran OO, et al. Pulmonary rehabilitation principles in SARS-COV-2 infection (COVID-19): a guideline for the acute and subacute rehabilitation. Turk J Phys Med Rehab, 2020, 66(2): 104-120.

[76] Hui DS, Wang KT, Fanny W Ko FW, et al. The 1-year impact of severe acute respiratory syndrome on pulmonary function, exercise capacity, and quality of life in a cohort of survivors. Chest, 2005, 128(4): 2247-2261.

[77] Ong KC, Ng AWK, Lee LSU, et al. Pulmonary function and exercise capacity in survivors of severe acute respiratory syndrome. Eur Respir J, 2004, 24: 436-442.

[78] Liu K, Zhang W, Yang Y, et al. Respiratory rehabilitation in elderly patients with COVID-19: a randomized controlled study. Complement Ther Clin Pract, 2020, 39: 101166.

[79] 徐照琳，邓成健，李波霖，等. 基于“贵阳贱阴”思想的五禽戏防治新型冠状病毒肺炎处方式应用探讨. 中医药临床杂志，2020，32（6）：1001-1003.

[80] 李丽，钱招昕，潘频华，等. 新型冠状病毒肺炎隔离病区医务人员职业风险与防控对策. 中国感染控制杂志，2020，19（7）：616-619.

[81] 武嘉兴，单大玲，唐先平. 浅谈八段锦功法在新冠病毒肺炎防治中的作用. 中医外治杂志，2020，29（2）：10-11.

[82] 谢林艳，葛林阳，李涛，等. 六字诀治疗慢性阻塞性肺疾病的价值及其应用. 中华物理医学与康复杂志，2020，42（3）：285-288.

[83] 姚丹，张亚军，王景琪. 从现代研究探讨中医传统功法——八段锦防治新型冠状病毒肺炎的思考. 中国中医药现代远程教育，2020，18（5）：39-41.

[84] 李晓东，刘保延，王宜，等. 关于《新型冠状病毒肺炎恢复期中医康复指导建议（试行）》的解读. 中医杂志，2020，61（11）：928-934.

[85] 郑立夫，郑碧云，唐纯志. 从脏腑致病角度分析导引在新型冠状病毒肺炎防治中的应用. 中医学报，2020，35（5）：916-919.

[86] 刘笑，杨楠. 基于补虚法的太极运动对老年人慢性阻塞性肺疾病稳定期患者的影响研究. 世界中西

医结合杂志，2019，14（11）：1584-1587.
[87] Tong HX，Liu YH，Zhu YT，et al. The therapeutic effects of qigong in patients with chronic obstructive pulmonary disease in the stable stage：a meta-analysis. BMC Complementary and Alternative Medicine，2019，19（1）：329.
[88] 陈小波，李祖建，蔡郁. 六字诀呼吸操对哮喘患者炎症免疫因子及病原菌分布的影响. 中华医院感染学杂志，2019，29（15）：2280-2284.
[89] Wang LH，Wu KL，Chen XD，et al. The effects of Tai Chi on lung function，exercise capacity and health related quality of life for patients with chronic obstructive pulmonary disease：a pilot study. Heart，Lung and Circulation，2019，28（8）：1206-1212.
[90] Gao LX，Si DX，Bao HP，et al. Tai Chi for the treatment of chronic obstructive pulmonary disease：a systematic review protocol. Medicine，2019，98（26）：e16097.
[91] 祝磊，乔亚珺. 太极养生功配合负荷呼吸肌训练并吸氧对慢性阻塞性肺疾病患者的疗效. 中国老年学杂志，2019，39（9）：2147-2149.
[92] Teresa P，Federico Z，Dario P. The sagittal spinal alignment in young swimmers and glide performance：the importance of lumbar lordosis. Journal of Sports Medicine and Physical Fitness，2018，58（10）：1555-1557.
[93] Davies KJA. Cardiovascular adaptive homeostasis in exercise. Frontiers in Physiology，2018，9：369.
[94] Liu SJ，Ren ZB，Wang L，et al. Mind-body（Baduanjin）exercise prescription for chronic obstructive pulmonary disease：a systematic review with meta-analysis. International Journal of Environmental Research and Public Health，2018，15（9）：1830.
[95] Li PJ，Liu JX，Lu YF，et al. Effects of long-term home-based Liuzijue exercise combined with clinical guidance in elderly patients with chronic obstructive pulmonary disease. Clinical Interventions in Aging，2018，13：1391-1399.
[96] 杨子明，李放，陈华江. 颈椎病的分型、诊断及非手术治疗专家共识（2018）. 中华外科杂志，2018，56（6）：401-402.
[97] Berglund L，Aasa B，Michaelson P，et al. Sagittal lumbopelvic alignment in patients with low back pain and the effects of a high-load lifting exercise and individualized low-load motor control exercises-a randomized controlled trial. The Spine Journal，2018，18（3）：399-406.
[98] 中华医学会心血管病学分会，中华心血管病杂志编辑委员会. 中国心血管病预防指南（2017）. 中华心血管病杂志，2018，46（1）：10-25.
[99] Rinaldo N，Bacchi E，Coratella G，et al. Effects of combined aerobic-strength training vs fitness education program in COPD patients. International Journal of Sports Medicine，2017，38（13）：1001-1008.
[100] 臧敏，蔡岗丽，林文波，等. 五禽戏鸟戏联合简易呼吸操对慢性阻塞性肺疾病患者生活质量及免疫功能的影响. 广州中医药大学学报，2017，34（6）：819-823.
[101] Lauche R，Wayne PM，Fehr J，et al. Does postural awareness contribute to exercise-induced improvements in neck pain intensity? A secondary analysis of a randomized controlled trial evaluating Tai Chi and neck exercises. Spine，2017，42（16）：1195-1200.
[102] Zhang M，Xv GH，Luo CF，et al. Promotes pulmonary function，physical activity，quality of life

and emotion regulation self-efficacy in patients with chronic obstructive pulmonary disease: a pilot study. Journal of Alternative and Complementary Medicine, 2016, 22 (10): 810-817.

[103] Pan JH, Liu CX, Zhang SQ, et al. Tai Chi can improve postural stability as measured by resistance to perturbation related to upper limb movement among healthy older adults. Evid Based Complement Alternat Med, 2016, 11: 1-9.

[104] Karvinen KH, Vallance J, Walker PR. Newly diagnosed lung cancer patients' preferences for and beliefs about physical activity prior to chemotherapy. Psychology, Health & Medicine, 2016, 21 (5): 593-600.

[105] Chen YW, Hunt MA, Campbell KL, et al. The effect of Tai Chi on four chronic conditions-cancer, osteoarthritis, heart failure and chronic obstructive pulmonary disease: a systematic review and meta-analyses. British Journal of Sports Medicine, 2016, 50 (7): 397-407.

[106] Tao WW, Jiang H, Tao XM, et al. Effects of acupuncture, Tuina, Tai Chi, Qigong, and traditional Chinese medicine five-element music therapy on symptom management and quality of life for cancer patients: a meta-analysis. J Pain Symptom Manage, 2016, 51 (4): 728-747.

[107] Zhang LL, Wang SZ, Chen HL, et al. Tai Chi exercise for cancer-related fatigue in patients with lung cancer undergoing chemotherapy: a randomized controlled trial. Journal of Pain and Symptom Management, 2016, 51 (3): 504-511.

[108] Lin YY, Rau KM, Lin CC. Longitudinal study on the impact of physical activity on the symptoms of lung cancer survivors. Supportive Care in Cancer, 2015, 23 (12): 3545-3553.

[109] Liu j, Chen pj, Wang R, et al. Effect of Tai Chi on mononuclear cell functions in patients with non-small cell lung cancer. BMC Complementary and Alternative Medicine, 2015, 15 (1): 3.

[110] Tao WW, Luo X, Cui B, et al. Practice of traditional Chinese medicine for psycho-behavioral intervention improves quality of life in cancer patients: a systematic review and meta-analysis. Oncotarget, 2015, 6 (37): 39725-39739.

[111] Leach HJ, Devonish JA, Bebb DG, et al. Exercise preferences, levels and quality of life in lung cancer survivors. Supportive Care in Cancer, 2015, 23 (11): 3239-3247.

[112] Wang JW, Gong XH, Ding N, et al. The influence of comorbid chronic diseases and physical activity on quality of life in lung cancer survivors. Supportive Care in Cancer, 2015, 23 (5): 1383-1389.

[113] Chen WQ, Zheng RS, Zeng HM, et al. Annual report on status of cancer in China, 2011. Chinese Journal of Cancer Research, 2015, 27 (1): 2-12.

[114] Li YJ, Su Q, Guo H, et al. Long-term Tai Chi training is related to depressive symptoms among Tai Chi practitioners. Journal of Affective Disorders, 2014, 169: 36-39.

[115] Justin CB, Kathryn HS. The prescription or proscription of exercise in colorectal cancer care. Medicine & Science in Sports & Exercise, 2014, 46 (12): 2202-2209.

[116] Cheng HNC, Eduardo CC, Alexandre HO, et al. Rating of perceived exertion and affective responses during Tai Chi Chuan. Perceptual and Motor Skills, 2014, 118 (3): 926-939.

[117] Catherine LG, Christine FM, Louis I, et al. Low physical activity levels and functional decline in individuals with lung cancer. Lung Cancer, 2014, 83 (2): 292-299.

[118] Zeng YC, Luo TZ, Xie HA, et al. Health benefits of qigong or Tai Chi for cancer patients: a

systematic review and meta-analyses. Complementary Therapies in Medicine, 2014, 22 (1): 173-186.
[119] Spruit MA, Singh SJ, Garvey C, et al. An official American Thoracic Society/European Respiratory Society statement: key concepts and advances in pulmonary rehabilitation. American Journal of Respiratory and Critical Care Medicine, 2013, 188 (8): 13-64.
[120] Chang MY, Yeh SCJ, Chu MC, et al. Associations between Tai Chi Chung program, anxiety, and cardiovascular risk factors. American Journal of Health Promotion, 2013, 28 (1): 16-22.
[121] Wu YL, Masahiro F, Tony SKM, et al. Tumor response and health-related quality of life in clinically selected patients from Asia with advanced non-small-cell lung cancer treated with first-line gefitinib: post hoc analyses from the IPASS study. Lung Cancer, 2013, 81 (2): 280-287.
[122] Zaheen AI, Reena R, Sohrab AK, et al. Effect of deep cervical flexor muscles training using pressure biofeedback on pain and disability of school teachers with neck pain. J Phys Ther Sci, 2013, 25 (6): 657-661.
[123] Chang CH, Jonathan DC, Leonard BM, et al. Posttranscriptional control of T cell effector function by aerobic glycolysis. Cell, 2013, 153 (6): 1239-1251.
[124] Gloria YY, Malissa JW, Peter MW, et al. Tai Chi in patients with heart failure with preserved ejection fraction. Congestive Heart Failure, 2013, 19 (2): 77-84.
[125] Swethajit B, John L, Kim B. Non-glucose metabolism in cancer cells—is it all in the fat? Cancer and Metastasis Reviews, 2012, 31 (3-4): 689-698.
[126] Roland NJ, Rogers SN. Exercise interventions on health - related quality of life for cancer survivors. Clinical Otolaryngology, 2012, 37 (5): 393-394.
[127] Kavita DC, Julie LR, Luke JP, et al. Cancer-related stress and complementary and alternative medicine: a review. Evidence-Based Complementary and Alternative Medicine, 2012, 15: 979.
[128] Cheryl LR, Colleen D, Wendy DW, et al. Nutrition and physical activity guidelines for cancer survivors. CA, 2012, 62 (4): 243-274.
[129] Fuzhong L, Peter H, Kathleen F, et al. Tai Chi and postural stability in patients with Parkinson's disease. New England Journal of Medicine, 2012, 366 (6): 511-519.
[130] Levack WMM, Weatherall M, Reeve JC, et al. Uptake of pulmonary rehabilitation in New Zealand by people with chronic obstructive pulmonary disease in 2009. New Zealand Medical Journal, 2012, 125 (1348): 23-33.
[131] Liu B, Liu ZH, Zhu HE, et al. Effects of Tai Chi on lower-limb myodynamia in the elderly people: a meta-analysis. Journal of Traditional Chinese Medicine, 2011, 31 (2): 141-146.
[132] Granger CL, McDonald CF, Berney S, et al. Exercise intervention to improve exercise capacity and health related quality of life for patients with non-small cell lung cancer: a systematic review. Lung Cancer, 2011, 72 (2): 139-153.
[133] Michelle CJ, Paul GD, Laurie W, et al. Effects of Tai Chi Chuan on insulin and cytokine levels in a randomized controlled pilot study on breast cancer survivors. Clinical Breast Cancer, 2011, 11 (3): 161-170.
[134] 高文斌，陈祉妍，王一牛，等. SARS疫情期间公众心态影响及变化趋势分析. 中国心理卫生杂志，

2003，17（9）：594-596.

[135] 时勘，李文东，乐国安，等．华北5城市民众SARS疫情中心理行为研究．中国公共卫生，2003，19（9）：1025-1028.

[136] 高宏生，惠武利，兰晓霞，等．SARS患者创伤后应激障碍的随访研究．中国康复医学杂志，2006，21（11）：1003-1009.

[137] 2019冠状病毒病（COVID-19）临床防治策略神经科专家共识编写组．2019冠状病毒病（COVID-19）临床防治神经科专家共识．中华神经科杂志，2020，53（3）：166-170.

[138] 马宁，马弘，李凌江．《新型冠状病毒感染的肺炎疫情紧急心理危机干预指导原则》专家解析．中华精神科杂志，2020，53（2）：95-98.

[139] Maunder R，Hunter J，Vincent L，et al．The immediate psychological and occupational impact of the 2003 SARS outbreak in a teaching hospital．Can Med Assoc J，2003，168（10）：1241-1251.

[140] Lefaucheur JP，André-Obadia N，Baeken C，et al．Evidence-based guidelines on the therapeutic use of repetitive transcranial magnetic stimulation（rTMS）：an update（2014—2018）．Clinical Neurophysiology，2020，131：474-528.

[141] 中国医师协会神经调控专业委员会电休克与神经刺激学组．重复经颅磁刺激治疗专家共识．转化医学杂志，2018，7（1）：4-9.

[142] Temel JS，Greer JA，Muzikansky A，et al．Early palliative care for patients with metastatic non-small-cell lung cancer．N Engl J Med，2010，363（8）：733-742.

[143] Wang CC，Christopher HS，Ramel R，et al．A randomized trial of Tai Chi for fibromyalgia．N Engl J Med，2010，363（8）：743-754.